Carsten Kroker | Adrienne Schock | Jürgen Steiner

Dysarthrie als Störung des Zeittaktes

Grundlagen für eine innovative Therapie

Mit einem Gastbeitrag von Vibeke Masoud

Carsten Kroker | Adrienne Schock | Jürgen Steiner

Dysarthrie als Störung des Zeittaktes

Grundlagen für eine innovative Therapie

Mit einem Gastbeitrag von Vibeke Masoud

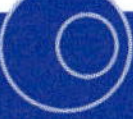

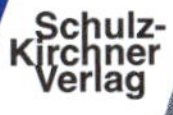

Bibliografische Information der Deutschen Nationalbibliothek
Die Deutsche Nationalbibliothek verzeichnet diese Publikation in der Deutschen Nationalbibliografie; detaillierte bibliografische Daten sind im Internet über http://dnb.d-nb.de abrufbar.

Besuchen Sie uns im Internet: www.schulz-kirchner.de

1. Auflage 2018
ISBN: 978-3-8248-1237-0
eISBN: 978-3-8248-9940-1

Mollweg 2, D-65510 Idstein
Vertretungsberechtigte Geschäftsführer:
Dr. Ullrich Schulz-Kirchner, Nicole Eitel
Titelfoto: © Phoenixpix – Fotolia
Fachlektorat: Prof. Dr. Ulla Beushausen
Lektorat: Susanne Koch
Umschlagentwurf und Layout: Petra Jeck
Druck und Bindung:
medienhaus Plump GmbH, Rolandsecker Weg 33, 53619 Rheinbreitbach
Printed in Germany

Inhaltsverzeichnis

Den informellen Beurteilungsbogen DSD können Sie kostenlos auf der Artikeldetailseite unter **www.schulz-kirchner.de/shop** herunterladen.

Zum Geleit

Dieses Buch, das sich v. a. an Praktiker im Bereich der Dysarthriediagnostik und -therapie richtet, fokussiert auf eine neue, sprechmotorisch-rhythmisch ausgerichtete Diagnose- und Therapieform.

Ausgangspunkt ist dabei die Tatsache, dass die Silbe eine – wenn nicht *die* – zentrale sprechmotorische Einheit darstellt. In ihrer zeitlichen Abfolge in der lautsprachlichen Äußerung bildet sie einerseits das rhythmische Gerüst derselben, andererseits erscheinen beim gesunden Erwachsenen die einzelnen artikulatorischen Abläufe im Wesentlichen in Bezug auf die Silbe koordiniert.

Was mit einem solchen Therapieansatz – und mit welchen Methoden im Einzelnen – erreichbar ist, kann natürlich nur die Praxis zeigen.

Aus dem Blickwinkel des Phonetikers sehe ich hier – und ganz allgemein – großes Potenzial für praktisch-therapeutische Ansätze, die auf den Erkenntnissen über das gesunde Funktionieren lautsprachlicher Kommunikation basieren und nicht nur kontrastiv ermittelte Defizite als Symptome im Blick haben.

Dies erfordert aber – und soll hier nicht verschwiegen werden – vom Praktiker auch mal einen z. T. etwas schwierig anmutenden Blick über den disziplinären „Tellerrand“ (z. B. auf PRAAT im Kontext dieses Buches).

Im Hoffen auf eine fruchtbringende interdisziplinäre Zusammenarbeit von Sprachtherapie und phonetischer Grundlagenforschung wünsche ich den Autoren eine gute Resonanz für ihren hier vorgestellten Therapieansatz zur Dysarthrie.

Prof. Dr. Bernd Pompino-Marschall, München

Vorwort

Das Buch richtet sich an Kolleginnen und Kollegen, die sprachtherapeutisch/logopädisch mit Dysarthriebehandlung betraut sind.

Die aktuelle Dysarthrietherapie erfolgt derzeit eher nach einem elektiven Vorgehen; je nach Ausgangslage und Individualität werden funktionale Übungen ausgewählt, die das Zusammenspiel von Respiration, Phonation und Artikulation fokussieren. Ein Transfer wird dann über Lautlese- und Sprechübungen gesucht, die relevant für den Lebenskontext und die Aktivitäten des Patienten sind.

Eine Bezugnahme auf die Lee-Silverman-Methode ist je nach Konstellation sinnvoll, zumal die Leitlinien zur Behandlung der Dysarthrien diese Methode empfehlen.

Das Buch möchte diese Vorgehensweise nicht grundsätzlich infrage stellen, wohl aber eine Alternative anbieten, die Zeit und Rhythmus ins Zentrum der Bemühung um eine bessere Verständlichkeit bei neurogen verursachten Sprechstörungen stellt.

Die **D**ys-**S**AAR-thrie**t**herapie (DST), die im Saarland entwickelt und bereits 2015 in einem Artikel der Zeitschrift FORUM Logopädie skizziert wurde, wird hier so dargestellt, dass ein Einstieg in eine Behandlung ermöglicht wird. Einführende Bücher zur Dysarthriediagnostik und -therapie gibt es bereits, und zwar in guter Qualität. Die Grundlagen zum Verständnis von Symptomatik und Diagnostik bei Dysarthrie überlassen wir diesen Werken. Dieses Buch basiert auf der Idee, dass Rhythmus und Zeittakt den Lead beim Sprechen übernehmen. Die DST wird mit der entsprechenden Diagnostik, der Beschreibung eines therapeutischen Programms mit Falldarstellungen sowie ersten Auswertungen zur Evaluation dargestellt.

Carsten Kroker und Adrienne Schock, Saarbrücken
Jürgen Steiner, Zürich/Konstanz

Für die anregende Diskussion des Themas bedanken wir uns bei Bernd Pompino-Marschall, Saskia Wegmann, Jan Faust, Ralph Schock, Christiane Chang, Ingo Kroker und Simone Jehle.

Der besseren Lesbarkeit und Verständlichkeit halber sind sämtliche Personenbezeichnungen (Therapeut, Patient …) in der männlichen Genusmarkierung gehalten. Dies schließt immer die feminine Form mit ein.

Teil A

Modelle und Konstrukte zur Dysarthrie

1 Sprache, Sprechen und Zeit

Dieses Buch versucht eine neue Sicht auf die Diagnostik und die Therapie bei Dysarthrie einzunehmen. Zeit und Takt spielen dabei die wesentliche Rolle.

Dysarthrie ist eine *neurogen verursachte Sprechstörung*. Neurogen verweist darauf, dass der Status Hirnfunktionsbeeinträchtigung mit objektiven, z. B. bildgebenden Verfahren medizinisch abgesichert wurde.

Hirnfunktionsbeeinträchtigungen sind vielfältiger Natur. Häufig tritt eine Sprechstörung nicht isoliert auf. Sprechen ist der Vollzug der Sprachkompetenz, die gebunden ist an basale kognitiv-mnestische Funktionen. Wer sich sprechend an ein Gegenüber wendet, braucht Wachsein, Aufmerksamkeit, Zugriff auf Wissen, Einordnung von Situationen, planerische Fähigkeiten, Relevanzabwägungen und Möglichkeiten der Kontrolle. Die genannten Funktionen lassen sich mit Orientierung, Aufmerksamkeit, Gedächtnis und Exekutivfunktionen zusammenfassen (vgl. Heidler 2010 sowie Finauer 2009). Aber auch motorische Fähigkeiten sind eine zwingende basale Voraussetzung für den Sprechvorgang. Zeit und Takt ordnen die Motorik.

Die Beschäftigung mit einer Abweichung setzt ein Wissen um Normalität bzw. Regularität voraus. Dysarthrie ist eine Sprechabweichung und um diese zu verstehen und Konzepte für die logopädische Intervention zu entwerfen, wird zunächst auf die Normalität von Sprache und Sprechen eingegangen.

Bezugswissenschaften

Für die Normalität des Sprechvorgangs sind mehrere Bezugswissenschaften zuständig.

- Die *Phonologie* als Teil der Linguistik ordnet Wissen um funktionale lautliche Einheiten und deren Verknüpfung,
- die *Phonetik* beschreibt die Vorgänge beim tatsächlichen Sprechvollzug,
- die *Medizin* nimmt Stellung zum Verhältnis der strukturellen Bereitstellung (Anatomie) zu den neuromuskulären Abläufen (Physiologie) sowie deren Beeinträchtigung (Pathologie),
- die *Pragmatik* im Schnittpunkt zwischen Kommunikationspsychologie und Linguistik beschreibt Bedingungen für Verständigung.

Die Logopädie bzw. Sprachtherapie nutzt die Kategorien und Beschreibungen der Normalität, um Abweichung ebenfalls zu kategorisieren und zu beschreiben. Das Ziel ist die Grundlagen dafür zu schaffen, dass Menschen mit Problemen des Sprechens, der Sprache bzw. der Kommunikation ein Behandlungsangebot bekommen mit der Intention, dass sich die Situation verbessert.

Nach einer Hirnschädigung treten Sprach- und Sprechstörungen oft zusammen auf. Die Diagnose lautet dann *Aphasie mit Dysarthrie*. Eine kurze Auseinandersetzung der unterschiedlichen Herangehensweisen an die Problematik der Aphasie und der Dysarthrie erscheint sinnvoll. Auf neurogene Stimm- und Schluckstörungen, Sprechapraxien sowie auf kognitive Dysphasien, die auch im Zusammenhang mit einer Dysarthrie stehen, wird nicht weiter eingegangen.

Aphasie und Dysarthrie im Vergleich

Theorie und Praxis der Aphasie- und Dysarthriebehandlung nehmen auf die oben genannten Disziplinen Bezug, setzen aber andere Akzente: Aphasie bezieht sich mehr auf *Linguistik* bzw. *Neuro- oder Psycholinguistik*, während für die Dysarthrie die *Phonetik* eine sehr wichtige Rolle spielt. Die Gemeinsamkeit aus Sicht des behandelnden Logopäden ist: Für beide Problemfelder, Sprach- und Sprechstörung, ist ein Wissen über die reale *Kommunikationspraxis (Pragmatik)* unabdingbar. Das Ziel der Logopädie bleibt nämlich trotz der unterschiedlichen Akzentuierung der Bezüge für Aphasie und Dysarthrie gleich: das Ermöglichen von Verständigung unter erschwerten Bedingungen durch individuelle Übungen, Anleitung und Freiraum zur Strategieerprobung sowie Reflexion und Beratung, Training bzw. Coaching.

Für beide Störungsbilder gilt: Die Betroffenen werden im Kontext ihrer Gespräche und Gesprächspartner gesehen. Je schwerer die Beeinträchtigung, desto mehr stellt sich die Frage, inwieweit die Partner mehr Verantwortung für eine gelingende Verständigung übernehmen können. Wir sprechen deshalb von Primär- und Sekundärbetroffenen, die beide in der logopädischen Intervention zu berücksichtigen sind (vgl. Steiner 2016). In diesem Buch nehmen wir im Rahmen der Dysarthrie verstärkt Bezug auf die Möglichkeiten der Verbesserung des Sprechens bei Primärbetroffenen.

Sprachlichkeit

Sprechen ist Teil einer Kompetenz, für die wir den Begriff Sprachlichkeit verwenden. Wir verstehen ihn als Oberbegriff für Sprache und Sprechen in den Systemen Laut- und Schriftsprache. Es erscheint uns sinnvoll, diesen Begriff zu reflektieren.

De Saussure hat bereits 1916 Sprache aufgeteilt in *la parole* (aktueller Sprechvollzug), *la language* (individuelles Sprachvermögen) und *la langue* (Sprachwissen einer Sprachgemeinschaft). Die Unterscheidung zwischen Sprachvermögen und Sprechvollzug wurde später von Chomsky (1965/1973) mit den Begriffen Kompetenz und Performanz aufgegriffen. Keller (1979) führte einen dritten Begriff ein und unterschied sinnvoll zwischen *underlying competence, operational competence* und *performance*. Operational competence meint den Zugriff auf die Kompetenz.

Hiervon ausgehend kann man in der Logopädie von

- Kompetenz- und Zugriffsstörungen (Sprachstörungen) sowie von
- Performanzstörungen (Sprechstörungen) sprechen

und somit Aphasie und Dysarthrie voneinander abgrenzen.

Kompetenz- und Performanzstörungen können auch zusammen auftreten (Aphasie mit Dysarthrie) und zudem von anderen Problemen, für die die Logopädie, die Neuropsychologie, die Physiotherapie oder die Pflege zuständig sind, begleitet werden. Für die Logopädie sind dies Stimm- und Schluckstörungen im Rahmen der neurogenen Verursachung. Die Neuropsychologie befasst sich mit Orientierung, Kognition, Aufmerksamkeit und den Exekutivfunktionen einschließlich der Kontrolle von Verhalten und Planen. Die Physiotherapie kümmert sich um Körperfunktionen, die Pflege ist die Expertin des Alltags.

Sprachabruf, Sprechen und Verständigung

In Steiner (2016) haben wir die Unterscheidung zwischen den Systemen *intrapsychischer Sprachabruf* (als Sprache in meinem Kopf) und *interpsychischer* Verständigung (als das dialogische Miteinander) vorgenommen. Die Fähigkeit des Sprachabrufs liegt beim einzelnen Individuum; Verständigung ist aber immer als Akt der Kooperation und Konstruktion zwischen Individuum und Gegenüber zu verstehen.

Zur Beschreibung des Sprachabrufs verwendet die Logopädie abstrakte Analysekategorien der Linguistik: Phonem, Morphem, Lexem und Konstituenten. Sie (re)konstruiert mithilfe von Modellen der Patho- bzw. Psycholinguistik eine Idee davon, wie die Leistungen in welchen Modalitäten (rezeptiv, imitativ, produktiv, im System Laut- und Schriftsprache) hinsichtlich Defiziten und Ressourcen zu systematisieren und zu beeinflussen sind. Im System Lautsprache geht es letztlich um das Gelingen der kooperativ-konstruktiven Verständigung zur Herstellung von Sinn (Information und Beziehung).

Ordnung des Begriffs Sprachlichkeit

Das enge Ineinandergreifen der zwei Begriffe Sprache und Sprechen bzw. Sprach- und Sprechstörung, soll kurz geordnet werden:

- Sprache hat verschieden große Bausteine der Form (Phoneme, Morpheme, Lexeme und Konstituenten). Diese werden eingesetzt, um Mitteilungsinhalte zu transportieren. Der Gebrauch der Form-Bausteine (Symbolsystem) setzt einen intakten Sprachabruf voraus. Eine *patholinguistisch orientierte Aphasietherapie* versucht, den Zugriff auf sprachliches Wissen durch strukturierte Aktionen positiv zu beeinflussen. Hierzu wird als Standard angesehen, dass sich die Diagnostik und auch die Therapie an der Systematik der Formelemente für Sprache orientieren. Sprachbenutzer wählen Bausteine aus und kombinieren diese, um sich mit einem Du oder der Welt auseinanderzusetzen. Die Sprachbenutzung erfolgt in verschiedenen Modalitäten (verstehend, nachahmend, hervorbringend) in zwei Sprachsystemen (Lautsprache/Schriftsprache). Da der Sprachabruf als Netzwerk organisiert ist, will der Therapeut wissen, welche intakten Wege des Sprachabrufs welche nicht intakten Wege durch Übungsangebote stärken können. Eine patholinguistisch orientierte Aphasietherapie ist nicht wesentlich auf den primären Gesprächspartner des aphasiebetroffenen Menschen fokussiert.
- *Sprechen.* Sprechen ist der motorische Akt im System Lautsprache. Für das Verstehen gesprochener Sprache ist für den Hörer unter anderem die akustische Qualität wichtig. Einer *phonetischen Dysarthrietherapie* geht es um die Einflussnahme auf den Sprecher mit dem Ziel, das akustische Signal zu verbessern. Auf der Hörerseite wird die Adaptation der Perzeption angestrebt. Die Umwelt ist daraufhin zu beeinflussen, dass Störschall vermieden wird.
- *Verständigung.* Gespräche sind eine Folge von Einzeläußerungen. Beide Partner nehmen Bezug auf Gesagtes und schätzen für weitere Äußerungen den Verstehenshorizont des Gegenübers ab. Miteinander sprachlich abgestimmt zu handeln ist ein Akt der Kooperation. Den Bezug herzustellen zwischen Gesagtem und Gemeintem ist auch ein Akt der Konstruktion; Verständigung entsteht demnach durch Rückkopplung. Aus der Sicht der *kommunikativ fokussierten Aphasie- und Dysarthrietherapie* ist die Dialogfähigkeit im Alltag das Ziel der Intervention. Kooperation und Konstruktion verweisen aus logopädischer Sicht darauf, dass die Verantwortung zum Verstehen zwischen Sprecher und Hörer geteilt ist. Sowohl eine Sprach- als auch eine Sprechtherapie arbeiten mit beiden Gesprächspartnern an der Wiederherstellung der Gesprächsbalance. Um Verständigung zu erreichen oder Botschaften zu unterstreichen, zu nuancieren, zu

kompensieren oder zu kontrastieren, spielen teils unbewusst eingesetzte paraverbale (z. B. Stimme, Rhythmus) und nonverbale Begleiter des Sprechens (Gestik und Mimik) eine entscheidende Rolle. Gesten durch Körper und Hand, aber auch Zeigegestik unter Einbezug moderner Medien (z. B. Tablet) können die gesprochene Sprache unterstützen oder sogar ersetzen. Bei einer schweren Sprach- oder Sprechstörung sind para- und nonverbale Möglichkeiten (Unterstützte Kommunikation) ein wichtiges Thema der Therapie.

- *Sprechen und Verstehen als Phänomen der Zeit.* Gesprochene Sprache ist eine sequenziell geordnete, sich hochbeschleunigt ändernde akustische Information. Einzelne Phoneme mit koartikulatorischen Übergängen ordnen sich automatisiert und sukzessiv zu rhythmusgebenden Silben, diese zu Worten, die in verstehbare Äußerungen münden. Der Sprechakt ist somit eine große Zeit-Synchronisationsleistung. Hirnschädigungen können diese Leistung mindern. Dysarthrie kann demnach auch definiert werden als das Handicap der Zeit.

Ressourcen

Durch die Betonung der Verständigung als Ziel der Intervention rücken Aphasie- und Dysarthrietherapie zusammen. Die Interventionsplanung greift dabei auf Ressourcen zurück. Das Ressourcennetzwerk ist sehr individuell; grundsätzlich können unterschieden werden (vgl. Steiner 2018):

- *Intrapersonale Ressourcen:* Wird die Möglichkeit der Sprechsteuerung durch den Primärbetroffenen als hoch eingeschätzt, wird ein wichtiger Schwerpunkt der Therapie ein phonetisches Übungsangebot sein.
- *Interpersonelle Ressourcen:* Zusätzlich zu den intrapersonalen Möglichkeiten sollte eine Beratung stattfinden, wie Verständigung als gemeinsames Miteinander besser möglich ist.
- *Nicht-personale Ressourcen:* Technologie kann die Verständigung sehr gut unterstützen. Unterstützte Kommunikation kann sich auf apparative Hilfen mit akustischem Output oder auf den verstärkten Einsatz von Schrift beziehen.

Gesprächsrahmen

Bei einer vorliegenden Dysarthrie ohne Aphasie ist davon auszugehen, dass es keine Probleme hinsichtlich des Sprachabrufs gibt (Einspeichern, Ordnen und Abrufen von sprachlichen Einheiten). Die Verständigung wird beeinträchtigt durch akustische Abweichungen, die einem neurologisch geminderten System geschuldet sind. Die Schallqualität ist aber nicht das alleinige Kriterium der Verständigung. Äußere Rahmenbedingungen für die Verständigung sind zum Beispiel Nebengeräusche, Lichtverhältnisse, Distanz der Sprecher usw. Neben dem Äußeren gibt es zwischen den Partnern auch Rahmenbedingungen wie Blickkontakt, geteilte Intentionen und Hintergrundinformationen. Der Grad der Aufmerksamkeit der Gesprächspartner sowie Antizipation und Kompensation sind auf jeden Fall für beide Gesprächspartner wichtig im Bestreben, die erschwerten Bedingungen zu bearbeiten.

Funktionssysteme im Sprechvorgang

Eine phonetisch orientierte Dysarthrietherapie stellt die Qualität des akustischen Signals ins Zentrum. In der Regel wird zunächst versucht, die auditive Qualität des Sprechens zu verbessern, Adaptionen für den Hörer sind zunächst eher nachgeschaltet. Für einen Nutzen der intrapersonellen Ressourcen ist es wichtig, die Funktionstüchtigkeit der Sprechkomponenten zu ermitteln:

- System 1: *Respiration* (Ausatemluft als Grundenergie),
- System 2: *Phonation* (Grundtonerzeugung),
- System 3: *Artikulation* (Sprechschallerzeugung).

Das Zusammenspiel von Respiration, Phonation und Artikulation ist Grundwissen der logopädischen Ausbildung und kann in einführenden Werken (z. B. Ziegler & Vogel 2010) nachgesehen werden. Die Prognose hängt ab vom Umfang der Beeinträchtigung: Sind zusätzlich zur Artikulation auch Respiration und Phonation betroffen, wird die Therapie anspruchsvoller, weil sich die Fehlkoordinationen potenzieren.

In gängigen Einführungen zur Dysarthrie sowie in den Leitlinien für die Dysarthriebehandlung (vgl. Ackermann 2015) wird Dysarthrie als Sammelbegriff für unterschiedliche Konstellationen von Störungen in den drei oben genannten Systemen verwendet. Eventuell ist es sinnvoller, als Oberbegriff die englische Bezeichnung *neurogenic speech disorder* (vgl. Murdoch 2013) zu verwenden und dann wie folgt zu unterscheiden: *Dysarthropneumophonie, Dysarthrophonie und Dysarthrie*. Erst danach sollte eine weitere Differenzierung in Dysarthrietypen vorgenommen werden. Diagnostik und Komplexitat der Therapie sind bei einer Dysarthropneumophonie und einer Dysarthrophonie umfangreicher und erfordern mehr interprofessionelle Zusammenarbeit.

Modell des Sprechens

In der Regel sprechen wir, um uns anderen Menschen mitzuteilen: Sprechen ist dialogischer Natur. So gesehen ist Sprechen ein intrapersoneller Akt mit interpersoneller Intention. Das Ziel der Therapie bei Dysarthrie ist die Verbesserung des intrapersonellen Sprechvorgangs und die Adaptation des Gesprächspartners im Akt der interpersonellen Kooperation. Eventuell wissen wir als praktisch tätige Logopäden derzeit mehr über den Sprachabruf und die Umsetzung in den Sprechakt als über interpersonelle Aspekte des Dialogs.

Box and arrow

In der Logopädie wird gerne auf Modelle Bezug genommen, die zeigen, wie es von der Intention über den Sprachabruf zum Akt des Sprechens kommt. Die Darstellung einzelner Funktionseinheiten und deren Vernetzung im Dienst eines Sprech-Outputs als Pfeil-Kästchen-Modell (vgl. Levelt 1993) legitimiert über Konsens und Plausibilität ein gezieltes Intervenieren (modellorientierte Therapie). Das Diagnostikinstrument LeMo (vgl. De Bleser et al. 2004) ermöglicht unter der Prämisse der Plausibilität sinnvolle und konsequente Ableitungen für die diagnostische Statuserhebung und die therapeutische Einflussnahme. Da Sprechen das Endresultat eines Prozesses ist, haben solche Modelle auch Relevanz für die Dysarthrietherapie.

Abhängigkeiten

Die Sprechschallerzeugung ist das Ende einer Kaskade von Ereignissen:

1. Von der Situation, der Wahrnehmung und Emotion zur Intention (Ich-Du-Thema),
2. von der Intention über Gedächtnis und Kognition zum vorsprachlichen Konzept,
3. vom vorsprachlichen Konzept zu einer sprachlichen Grobstruktur von Auswahl und Reihenfolge einzelner Bausteine auf Konstituenten-, Wort- und Silbenebene,
4. von der sprachlichen Grobstruktur zum Sprechstart und zur weiteren automatisiert-programmhaften Ausführung,
5. von der gemachten Äußerung zu einem inneren Monitoring des Sprechers mit der Option der Selbstkorrektur,
6. von der gemachten Äußerung zu einem äußeren Monitoring des Hörers mit der Option der Fremdkorrektur, Bestätigung oder sonstigen Reaktionen,
7. von der Reaktion des Gesprächspartners zu weiteren Intentionen im nächsten Sprecherwechsel.

Wollte man diese Hierarchie in Verben ausdrücken, könnte man es vereinfacht so beschreiben: Intendieren – Konzeptionieren – Auswählen – Einpassen – Umsetzen – Kontrollieren – Kooperieren. Aphasie und Dysarthrie unterscheiden sich dadurch, dass wir bei einer Dysarthrie als Sprechstörung von der Intaktheit der Schritte Auswählen und Einpassen ausgehen können. Diagnostik und Therapie können sich demnach auf die Punkte Umsetzen, Kontrollieren sowie Kooperieren konzentrieren, wobei der Schwerpunkt in einer klassischen Konstellation der Dysarthrietherapie auf Umsetzen und Kontrollieren liegt.

Energiehaushalt und Sprechvorgang

In Anlehnung an die Dichotomie paradigmatisch versus syntagmatisch von Jakobson (1941) kann eine sehr einfache Ordnung für den Prozess des Sprachabrufs abgeleitet werden: Sprachliche Zeichen wie Phoneme oder Lexeme sind keine statischen Einheiten, sondern stehen zu anderen Zeichen im Verhältnis des Statteinanders (paradigmatisch) und im Verhältnis des Nacheinanders (syntagmatisch). Aus der Sicht der Logopädie heißt das: Es gibt Prozesse und Fehlprozesse bezüglich der Auswahl (paradigmatische Störungen) und der Reihenfolge von Mitteilungselementen (syntagmatische Störungen). Auf Konstituenten-, Lexem- und Phonemebene muss im Sprachabruf nicht nur aktiviert, sondern es müssen auch „Konkurrenten", die ähnlich sind, gehemmt werden. Zudem müssen wir Ein- und Anpassungen vornehmen, die die Reihenfolge des Sprechvorgangs mit sich bringt. Auditiv müssen wir alle Vorgänge in einer Schleife zur Kontrolle und eventuellen Selbstkorrektur bereithalten. All dies erfordert Energie, nämlich

- *selektive Energie* zur Aktivierung,
- *suppressive Energie* zur Hemmung und
- *rekursive Energie* zur Kontrolle im intrapsychischen Monitoring.

Bei Dysarthrie ist davon auszugehen, dass der Energieaufwand für alle drei Facetten, also Abrufen, Hemmen und Kontrollieren, erhöht ist. Die Sprechermüdung bei Menschen mit einer neurogenen Sprechstörung ist demnach nicht nur eine motorische, sondern auch eine energetische: Der automatisiert gesteuerte Energiehaushalt ist außer Kraft.

Der Aspekt Zeit

Alle motorischen Aktivitäten sind gebunden an das richtige Timing. Zeit strukturiert unsere Wahrnehmungs- und Handlungsakte. Überlegungen hierzu gehen zurück auf die Psychophysik Mitte des 19. Jahrhunderts (vgl. Steinbüchel-Rheinwall 1987: 29f.). Die Momente, die wir wahrnehmen und in denen wir agieren, sind kulturell unabhängige Gegenwarts-Zeitfenster mit einer Dauer von drei Sekunden (vgl. Pöppel 1987 sowie Schleidt & Eibl-Eibesfeld 1987).

Konstituenten-, Wort-, Silben- und Phonemproduktion mit Erzeugung der koartikulatorischen Übergänge sind Stufen in einem Zeitmanagement. Auf jeder Stufe gibt es einerseits segmentierbare Einzelphänome und andererseits eine Aufeinanderfolge und Ineinanderfolge. Die feinste Stufe der zeitlichen Sprachorganisation ist die Ordnungsschwelle: Zwei aufeinanderfolgende akustische Signale müssen als ungleich und damit als Reihenfolge erkannt werden. Diese Fähigkeit der zeitlichen Organisation liegt bei (Sprach-)Gesunden in einem Bereich von 30 bis 50 Millisekunden – nach einer Hirnschädigung ist das Tempo hier deutlich gemindert (vgl. Pöppel

1987). Hierzu liegt eine Fülle von Untersuchungen im Themenkreis Aphasie vor (vgl. Steiner 1992).

Silbe als Taktgeberin

Phonem, Morphem, Lexem, Konstituenten mögen aus linguistischer Sicht sinnvolle Analyseeinheiten sein, wenn wir uns aber auf den Sprechvorgang konzentrieren, ist die Silbe das entscheidende Ereignis.

Ziegler et al. (1992) nennen Argumente, warum die Silbe als „Chefin des Sprechens" angesehen werden kann:

- Eltern bringen den Beginn der eigentlichen Sprachentwicklung ihrer Kinder mit dem silbischen Babbeln in Verbindung.
- Selbst bei schweren Dysarthrien ist das, was decodierbar bleibt, die Silbe bzw. die Silbengrenze oder der Rhythmus.

Die zeitliche Strukturierung, d. h. das Timing über den Takt der Silbe, spielt beim Sprechen eine wichtige Rolle: Alle 80 Millisekunden muss im Schallstrom die artikulatorische Information mit Übergängen angepasst und zur Silbe als Rhythmuseinheit zusammengefasst werden. Das einzelne Phon innerhalb der Silbe wird jeweils von der Schallumgebung definiert: Artikulatorische Grundtypen (Phoneme) werden je nach Umgebung des Vorher und des Nachher angepasst. Der Sprecher muss also das einzelne Segment (Phon) nicht nur mit Hochgeschwindigkeit produzieren, sondern er muss es auch sehr unterschiedlich der lautlichen Umgebung anpassen. Die jeweiligen koartikulatorischen Anforderungen im Schallstrom bestimmen die Qualität des einzelnen Segmentes (Phon) beim Sprechvorgang. Dies will organisiert sein.

Wie die Organisation genau aussieht, wissen wir nicht präzise. Studien, die sich auf den Zusammenhang von Innervierung unter Zeitaspekt beziehen, sind rar, wobei perzeptive Aspekte mehr erforscht sind als produktive. Plausibel erscheint, dass in einem solchen Hochgeschwindigkeitsprozess mit Anpassungsanforderungen rhythmische Programme eine wesentliche Rolle spielen. Prototypische Wortformen sind eventuell in ihrer Speicherung und bei ihrem Abruf mit Rhythmus und Takt gekoppelt, automatisierte Rhythmusprogramme strukturieren möglicherweise den Sprechvorgang. Die Rhythmuseinheit des Sprechens ist dabei die Silbe.

Lokalisatorisch scheint es so zu sein, dass die Wahrnehmung von Zeit bzw. die Strukturierung von Zeit bei der Sprachproduktion eine Aufgabe beider Hirnhälften ist (vgl. Chedru et al. 1978); das zeitliche „Fein-Tuning" scheint aber die Aufgabe der dominanten Hemisphäre zu sein. Der Temporallappen könnte eine wesentliche Schaltstelle sein (vgl. Luria 1970, S. 127).

Aktuelle Forschungen

Was wir derzeit über die neuronale Organisation des Sprech-Zeittaktes wissen, lässt sich wie folgt zusammenfassen:

- Sprechschall ist eine Sequenz aus Einzelsegmenten, die sich zwar zu einem koartikulatorischem Ganzen fügen, jedoch zumindest zu einem Teil einzeln decodierbar sind.
- Zwei sich überlappende Aspekte beim Sprechen sind eine Zeitautomatik und eine Zeitkontrolle.
- Sprechen funktioniert mit einem Takt. Ohne ausreichende zeitliche Strukturierung des Zeittaktes keine ausreichende Verständlichkeit; es bedarf einer Ordnung des Timings.
- Verständlichkeit ist aber auch abhängig von Tonhöhenverlauf, Dauer, Stimmklang, Lautstärkeanpassung, Pausen, Artikulationspräzision (einschließlich der Koordination von Respiration und Phonation). Durch alle genannten Faktoren entstehen rhythmische Gruppen.
- Strukturell birgt der Cortex die graue Substanz mit komplexen Nervennetzwerken; im subkortikalen Bereich ist die weiße Substanz mit Nervenzellfasern für die Nervenleitungen zuständig. Medizinischerseits wird spekuliert, dass die Repräsentation segmentaler Spracheinheiten (Phoneme, Morpheme, Lexeme) kortikal und die suprasegmentale Sprechumsetzung (Rhythmus, Melodie, Zeit) eher subkortikal verankert sein könnte.
- Cerebellum, Basalganglien und kortikale motorische Areale tragen die Hauptlast der zeitlichen Organisation beim Sprechvorgang (vgl. Coull et al. 2010). Das Zusammenspiel der Strukturen ermöglicht die Taktgebung (vgl. Kotz & Schwarze 2010).
- Es ist wahrscheinlich, dass die strukturelle Arbeitsteilung so aussieht: Cerebellum und Basalganglien besorgen die Zeitautomatik, während kortikale motorische Areale für die Zeitkontrolle zuständig sind (distributed network timing, vgl. Buhusi & Meck 2005).
- Die **D**ys-**S**AAR-thrie**d**iagnostik (DSD) (vgl. Teil B) prüft die sprechmotorischen Möglichkeiten der Patienten. Die diagnostische Praxis bestätigt, dass es bei kortikalen Schädigungen zu anderen Fehlerreaktionen kommt als bei denen des Cerebellums. Wird die Zeitautomatik durch Schädigung von Kleinhirnarealen gestört, führt dies zur ataktischen Dysarthrie und der Patient ist ab einer bestimmten Geschwindigkeit nicht mehr in der Lage, dem vorgegebenen Takt zu folgen. Bei einer Läsion motorischer kortikaler Gebiete fehlt die Zeitkontrolle, es kommt zur spastischen Dysarthrie: Der

Patient kann zwar dem Takt folgen, produziert aber artikulatorische Fehler.

- Die Zeitkontrolle erfordert einerseits Aufmerksamkeit, andererseits kann die Aufmerksamkeit (aktives Monitoring) die Zeit kontrollieren.

Therapie der Zeit bei Aphasie

Steinbüchel-Rheinwall (1987) diskutiert nicht nur Funktion und Lokalisation der Zeit im Kontext Sprachverwendung, sondern prüft eine Zeit-Therapie für Menschen mit Aphasie. Die Ergebnisse sind ein Auftrag zum Weiterdenken: Ein nur zweimonatiges Training einmal pro Woche mit zeitlich strukturierten, nonverbalen auditiven Reizen für Aphasiepatienten zeigte klare Effekte. Soweit wir recherchieren konnten, ist dieser Aspekt konzeptuell nicht weiterverfolgt worden.

Es erscheint uns plausibel, eine Therapie sowohl für Sprach- als auch für Sprechstörungen zu konzipieren, die auf die Voraussetzungen der Sprachlichkeit eingeht. Eine Arbeit an der Basisfunktion Zeit ist die Voraussetzung für die Arbeit auf einer komplexeren Stufe (Sprachabruf und Sprechen). Steinbüchel-Rheinwall (1987:110) schließt ihre Dissertation mit dem Satz:

„Zu prüfen bleibt ebenfalls, ob der Trainingseffekt auch zu einer verbesserten Verarbeitung bei fließend gesprochener Sprache führt."

Diesen Auftrag versucht dieses Buch anzunehmen.

Bei Dysarthrie gelingt nicht nur die Realisierung einzelner Phone bzw. die Sequenz der Phone mit der erforderlichen koartikulatorischen Anpassung präzise genug; vielmehr sind Zeitautomatik und Zeitkontrolle nicht funktionstüchtig und das Sprechen gerät aus dem Takt. Der Verlust der Taktung hat Einfluss auf die Verständlichkeit allgemein. Es ist denkbar, dass eine Zeitkontrolle ermöglicht werden kann durch eine erhöhte Aufmerksamkeit in einem Training. Dies ist ein Ausgangspunkt der **D**ys-**S**AAR-thrie**t**herapie (DST).

Rhythmus als Lead

Selbstverständlich ist, wie schon gesagt, beim individuellen Sprechvorgang die Abstimmung der Funktionskreise Atmung, Stimmgebung und Lautgebung entscheidend. Es scheint so zu sein, dass es in diesem komplexen Netzwerk der neuromuskulär gesteuerten Bewegungsaktionen einen Lead gibt. Dieser Lead folgt der Maxime, den Sprechstrom in eine zeitliche Organisation zu bringen. Sprechschall ist ein Kontinuum mit identifizierbaren Signalwechseln und Signalübergängen, ein Auswählen und Aneinanderreihen von Einzelsegmenten zu Segmentketten. Aber nicht nur das: Sprechen hat das Ziel, akustische Rhythmisierungen zu erzeugen, die als Einheiten vom Hörer perzipiert werden.

Wenn für den Hörer die artikulatorische Taktung bzw. ein ausreichendes Maß an artikulatorischem Timing entscheidend ist, würde das einzelne Phonem als bedeutungstragendes und bedeutungsunterscheidendes Element etwas an Bedeutung einbüßen. Ganz in diesem Sinne argumentieren Davis & MacNeilage (2004) in ihrer Theorie der artikulatorischen Phonologie. Die Silbe ist die Bewegungs- und Takteinheit, weil sich in ihr die Einzelsegmente anpassen.

Hörerperspektive

Davis & MacNeilage (2004) führen aus, dass Eltern in der kindlichen Sprachentwicklung kommunikativ intensiver auf Kinder reagieren, wenn deren Lallen zu einem silbisch-rhythmischen Babbeln wird:

„It also is rhythmic in ‚sounding like speech' to an adult listener, even though the infant does not yet have words."

Zeit-Therapie bei Dysarthrie

Die Untersuchung von Späth et al. (2016) mit 10 Normalsprechern und 10 Parkinsonpatienten greift fast 30 Jahre nach der Arbeit von Steinbüchel-Rheinwall (1987) die Idee einer Zeit-Therapie auf. Dass Menschen sich rhythmisch anpassen, wissen wir schon aus der Alltagserfahrung: Wir tun dies beim miteinander Gehen, miteinander Tanzen und auch beim miteinander Reden. Sich in den Rhythmus eintakten wäre therapeutisch demnach nutzbar zu machen. Im Sinne eines Modeling oder auch über ein Metronom als *„external beats"* wird die verlangsamt tickende innere Uhr des Sprechens wieder eingestellt (vgl. hierzu auch Thaut et al. 2001).

Das Ergebnis der Untersuchung von Späth et al. ist, dass Parkinsonpatienten sich auf Satzniveau eintakten lassen, wenn es sich um rhythmusintensive bzw. rhythmusklare Trochäus-Sätze handelt. Der Trochäus und Jambus sind Versmaße, bei denen sich betonte und unbetonte Silben abwechseln und so eine metrische Regularität erzeugen: *„Dana spielte schöne Lieder"* (vgl. Späth et al. 2016, 74). Durch das Rhythmus-Satz-Training verbesserte sich letztlich der Sprechrhythmus der Patienten:

„Our data suggest that participants entrained their internal oscillators with the metrical rythm of the model speaker's foot production."
(Späth et al. 2016, 79)

Sätze aus alternierenden Jamben und Trochäen, die rhythmisch anspruchsvoller waren, wie *„Nora erfreut laute Musik"* produzierten keinen bzw. einen nur geringen Effekt des Eintaktens. Die Autoren schlagen weitere Forschung vor für ihre Schlussfolgerung:

„To exploit entrainment processes in therapy, the use of metrically regular speech material might be benificial. Patients might profit from rhythmic speech input in order to adjust their motor speech patterns.“
(Späth et al. 2016, 81f.)

Sprech-ökonomie

Anpassung ist ein regulärer Teil des Sprechaktes: Sprecher sind um eine artikulatorische Ökonomie bemüht. Ökonomie heißt Anstrengungsminderung, die zur Reduktion und teils auch zu Tilgungen von Bewegungsanforderungen führt, solange die silbische Gesamtheit erkennbar bleibt (vgl. Fuchs et al. 2007). Systematische Ökonomisierungen zeigen sich zum Beispiel bei der Realisierung von Plosiven, die aus der Sicht des Perzipienten weniger präzise sein müssen. Logischerweise finden sich im Lautinventar aller Sprachen trotz großer Diversität mehr Plosive als Frikative: Der Sprech-Kontrollaufwand ist für diese Lautklasse geringer und damit sind diese Phoneme/Phone ökonomischer.

Schlussfolgerung aus der artikulatorischen Phonologie

Therapeutisch würde dies heißen, dass im Rahmen der Intervention bei Dysarthrie der Fokus weniger im Funktionskreis Artikulation liegt mit dem Ziel der Verbesserung der Artikulationspräzision als vielmehr auf der zeitlichen Struktur der Silbe mit dem Ziel, diese als Sprecheinheit zu erkennen. Die Grundidee der **D**ys-**S**AAR-thrie**t**herapie (DST) ist hieran angelehnt ein „silbisches Eintakten“. Wir gehen davon aus, dass das neuromuskulär gesteuerte intrasilbische artikulatorische Timing beeinflusst bzw. geübt werden kann. Die DST ist der Versuch der Reorganisation der zeitlichen Struktur der Silbe mit dem Ziel, die Perzeption (Hörer) und damit eine Kommunikation (Sprecher und Hörer als Partner) wieder zu ermöglichen. Die DST arbeitet auf tiefster Ebene mit KV-Grundsilben (Konsonant-Vokalverbindungen, z. B. [pa]). Die KV-Silbe ist eine Struktur, die universell in allen Sprachen der Welt vorhanden ist; sie ist auch die Präferenz für Kinder in der Phase ihres systematischen Babbelns. Daher ist diese Struktur ein sinnvoller Ausgangspunkt. Die Silbe scheint uns allgemein eine reguläre, entscheidende Struktur des Sprechvorgangs zu sein – demzufolge ist von einer entsprechenden Relevanz in der Diagnostik und in der Therapie auszugehen.

Dieses Buch folgt dem Ansatz, dass die zeitliche Organisation wesentlich ist zur Beschreibung des normalen Sprechvorgangs und ebenso wesentlich bei der Beschreibung der Symptomatik der Dysarthrie. Konsequenterweise folgen Diagnostik und Therapie dieser Logik.

In den nächsten Kapiteln werden derzeitige Konzepte für Diagnostik, Therapie und Beratung der Dysarthrie würdigend zusammengefasst. Danach wird die **D**ys-**S**AAR-thrie**t**herapie als neuer konzeptioneller Ansatz zur Ergänzung der bisherigen Therapievorstellungen vorgestellt. Sie bezieht sich eher auf den Erwachsenenbereich und eher auf jene Dysarthrieformen, denen nichtprogrediente Erkrankungen zugrunde liegen, v.a. spastische, schlaffe und ataktische Formen.

2 Zur Symptomatik unterschiedlicher Dysarthrieformen

Wir verwenden im Folgenden den Begriff Dysarthrie als Oberbegriff für Dysarthrie, Dysarthrophonie und Dysarthropneumophonie.

Definition

Dysarthrie ist die Bezeichnung für eine neurogen bedingte Sprechstörung, die alle Altersgruppen betreffen kann. Die einzelnen Facetten der sonst automatisierten Steuerung und Ausführung des Sprechens können dabei punktuell und sequenziell nicht in Balance gebracht werden. Die neuromuskuläre Schädigung führt zu einem beeinträchtigten Zusammenspiel der Funktionskreise Atmung (Respiration), Stimmgebung (Phonation) und Aussprache (Artikulation). Im Bereich der Artikulation kommt es zu einer fehlerhaften Kraftdosierung (Minderung oder Überschuss) und einem Mangel an Präzision (Veränderung im Sinne der Merkmale des Artikulationsortes, der Artikulationsart oder der Stimme). Das Zusammenspiel der Muskelgruppen, die beim Sprechvorgang korrekt innerviert und koordiniert werden müssen, wie die des Kehlkopfes (Larynx), des Velums (Gaumensegel), der Zunge, der Kiefermuskulatur, der Lippen und der Atemmuskulatur ist beeinträchtigt. Damit einhergehend stimmt das gesamte Timing des Sprechvorgangs nicht mehr und Melodie und Rhythmus weichen von der Hörererwartung ab. Segmentale und suprasegmentale Abweichungen verstärken sich gegenseitig. Im Ergebnis kommt es zu einer Minderung der Verständlichkeit und Sprechnatürlichkeit in unterschiedlichem Ausmaß und damit zu einer Störung der Verständigung. Der Schweregrad der Dysarthrie nimmt einen wesentlichen Einfluss auf die Einbuße an Lebensqualität. Diese misst sich an Aufrechterhaltung bezüglich Kontinuität, Anpassung und Entwicklung im Alltagsvollzug in familiären, beruflichen und öffentlichen Kontexten. Lebensqualität (vgl. Kaufmann & Engel 2016) als

- emotionales Aufgehoben- und Sicher-Sein (etwa: Trost/Wohlbehagen, Sicherheit in und durch Bindung),
- Teilhaben können (Zugehörigkeit),
- eine zufriedenstellende Beschäftigung haben, aus der man Selbstachtung zieht (wirksam und tätig sein),

um letztlich Identität zu erleben (in Verbindung bleiben mit dem bisherigen Leben), ist die zentrale Dimension für die Einschätzung des Therapieerfolges. Ziel der Therapie ist die Wiederherstellung eines tragfähigen Personen-Umwelt-Gefüges.

Ursachen und Häufigkeit

Eine Dysarthrie kann die Folge einer frühkindlichen Hirnschädigung sein. Im Jugendlichen- und Erwachsenenalter können zum einen eine plötzlich eintretende Nervenschädigung (vaskulär im Rahmen eines Schlaganfalls oder traumatisch durch einen Unfall) oder zum anderen entzündliche, autoimmune oder degenerative Erkrankungen eine Dysarthrie nach sich ziehen. In Teil B dieses Werkes fokussieren wir uns auf nicht-degenerative Dysarthrien (durch fortschreitende Krankheiten) bei Erwachsenen.

Die Dysarthrie ist die häufigste neurogen bedingte Sprechstörung. Sie übertrifft die Inzidenz (Auftretenshäufigkeit) der Aphasie als neurogen bedingte Sprachstörung um etwa das Doppelte (vgl. Duffy 2005). Die Behandlung von Dysarthrien spielt im Alltag einer neurologischen Klinik demzufolge eine wesentliche Rolle.

Die heutige Sichtweise der Dysarthrie im Rahmen der ICF (International Classification of Functioning, Disability and Health)

Kontext-orientierung

Die heute etablierte kontextorientierte Sichtweise von Erkrankungen und den daraus resultierenden therapeutischen Konsequenzen nimmt von anderen älteren, zu sehr defizitorientierten Modellen Abstand. Der Maßgabe, den Menschen mit seiner Erkrankung im Kontext zu sehen, liegt die Idee der ICF (International Classification of Functioning, Disability and Health) zugrunde. Diese wurde von der Weltgesundheitsorganisation (WHO) 2001 verabschiedet. Die Grundgedanken finden sich im Sozialgesetzbuch Neuntes Buch wieder. Diese Norm bietet den Vorteil, dass sie die internationale Zusammenarbeit zwischen Fachleuten erleichtert (vgl. Grötzbach et al. 2014). Der auf Deutsch übersetzte Volltext kann von der Homepage des Deutschen Institutes für Medizinische Dokumentation und Information heruntergeladen werden (www.dimdi.de).

Der Leitgedanke ist, dass ein Symptom und seine Auswirkungen auf möglichst vielen Ebenen beschrieben bzw. bearbeitet werden. Neben Symptomen als defizitären Merkmalen einer Erkrankung sind auch Ressourcen und Anforderungen im Lebenszusammenhang des Patienten von entscheidender Bedeutung. Beispielsweise kann die leichte, kaum hörbare Dysarthrie für einen Maler unter Umständen unbedeutend sein, für einen Sänger stellt sie jedoch eine erhebliche Einschränkung dar.

Die ICF ist zunächst eine Hilfe bei der Diagnostik, um die Konstellation der Erkrankung gut zu erfassen. Die kontextorientierte Sicht begleitet zudem die gesamte Rehabilitationsarbeit über alle Professionen hinweg (vgl. Abb. 1):

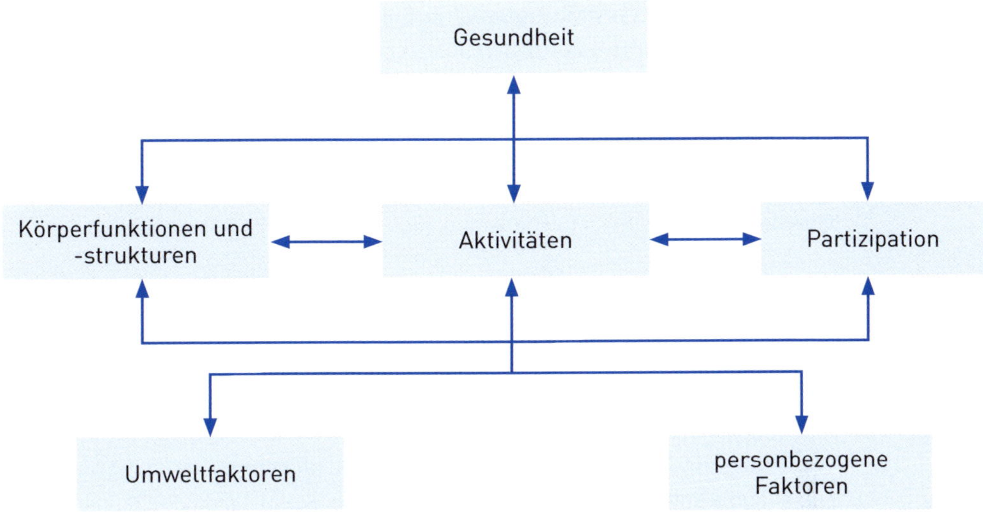

Abb. 1: *ICF-Modell allgemein*

Wendet man das allgemeine ICF-Modell auf die Dysarthrie an, sind wichtige Punkte in den einzelnen Bestimmungsmerkmalen der Kontextorientierung:

- *Gesundheit:* Zugehörigkeit als Kommunikationspartner erfahren,
- *Körperfunktionen und -strukturen:* Anatomische Voraussetzungen und physiologische Prozesse, die Sprechen ermöglichen, nutzen,
- *Aktivitäten:* Sprechaktivitäten und -anforderungen erfüllen,
- *Partizipation:* Kontakt durch Verstehen und Verständlichkeit herstellen und aufrechterhalten,
- *Umweltfaktoren:* Verantwortung für Verständigung in Gesprächen teilen,
- *Personbezogene Faktoren:* Selbstbild als kommunizierender Mensch, Selbstwirksamkeit und Lernbiografie, die die Kommunikationsfähigkeit stützen, aufrechterhalten.

Gesund zu sein, bzw. sich trotz Beeinträchtigung als gesund zu erleben, hängt davon ab, welche Sprechanforderungen und damit Sprechaktivitäten essenziell sind, wie Therapie organische Gegebenheiten beeinflussen und Einstellungen der Person und der Gesprächspartner stärken kann, wie die im Verständigungsprozess Beteiligten die Sprechanlässe im Sinne der geteilten Verantwortung gestalten und wie dadurch Teilhabe neu definiert oder im gewohnten Kontext gesichert werden kann. Therapie ist so gesehen das Ausloten von Gestaltungsspielräumen in diesen ICF-Kontextstationen. Eine möglichst optimale und realistische Zielfindung sollte alle oben genannten Ebenen berücksichtigen, da von einer kompletten Heilung nicht in jedem Fall ausgegangen werden kann.

Es ist sinnvoll, von Anbeginn der Therapie eine doppelte Fokussierung vorzunehmen:

- Zum einen sondieren und bearbeiten wir die Möglichkeiten des Primärbetroffenen zur Verbesserung der Körperfunktionen und -strukturen als Einflussnahme auf das Individuum und
- zum anderen verstehen und gestalten wir in Kooperation mit den relevanten Personen des Lebenskontextes Einstellungen (personbezogene Faktoren) sowie Anpassungen der Aktivitäten (Ansprüche vom Selbst und von Außen).

Dieses Werk konzentriert sich mehr auf die Verbesserung der Sprechmöglichkeiten des Individuums selbst. Beratungen des beteiligten Personenkreises sind selbstverständlich unverzichtbar.

Konzentration auf den Primärbetroffenen

Deutlichkeit und Sprechnatürlichkeit sollten getrennt beurteilt werden. Selbst eine relativ gut erhaltene Verständlichkeit kann durch einen Verlust an natürlichem Sprechklang eine bedeutsame kommunikative Schwierigkeit darstellen (vgl. Schölderle et al. 2016). Auch kann sich die gleiche motorische Störung auf zwei unterschiedliche Sprachen oder Dialekte deutlich anders in der Verständlichkeit auswirken. Bei bilingualen Patienten können sich unterschiedliche Sprechgeschwindigkeiten/-rhythmen und phonetische Komplexitäten von L1 (Muttersprache) und L2 (Zweitsprache) in verschiedener Weise auf die Verständlichkeit auswirken. So existieren beispielsweise im Japanischen kaum Konsonantenverbindungen und in slawischen Sprachen zahlreiche deutlich komplexere Konsonantencluster als im Deutschen, was eine deutlich höhere Anforderung an die Sprechmotorik stellt.

ICF-Codes möglicher gestörter Körperfunktionen

Folgende ICF-Komponenten sind für Dysarthrie auf der Ebene der Körperfunktion ausschlaggebend (vgl. www.dimdi.de)

Körperfunktion

Körperfunktion

ICF-Code	Beschreibung
b310	Funktionen der Stimme
b3100	Stimmbildung
b3101	Stimmqualität
b320	Artikulationsfunktionen
b330	Funktionen des Redeflusses und Sprechrhythmus
b3300	Sprechflüssigkeit
b3301	Sprechrhythmus
b3302	Sprechtempo
b3303	Melodik des Sprechens
b340	Alternative stimmliche Äußerungen
b3400	Erzeugung von Tönen
b3401	Erzeugung einer Variation von stimmlichen Äußerungen
b440	Atmungsfunktionen
b445	Funktionen der Atemmuskulatur
b4450	Funktionen der thorakalen Atemmuskeln
b4451	Funktionen des Zwerchfells
b4452	Funktionen der Atemhilfsmuskulatur

Gröne (2009) bemerkt, dass in diesem Katalog die Sprechatmung nicht ausdrücklich genannt wird. Diese spielt aber eine entscheidende Rolle. Tatsächlich kann die Atemfunktion intakt und die Sprechatmung dennoch beeinträchtigt sein. Für Dysarthrie ist dies dann der Fall, wenn die Ursache nicht in einer Schädigung des zweiten Motoneurons (Hirnstamm oder periphere Nerven) liegt.

ICF-Codes möglicher gestörter Körperstrukturen

Körper-struktur

Die folgende Tabelle beschreibt den ICF-Code bezüglich der Körperstruktur.

ICF-Code	Beschreibung
s110	Struktur des Gehirns
s1100 – s1109	Lokalisatorische Einteilung des Gehirns und der Hirnnerven
s120	Struktur des Rückenmarks
s1200 – s1209	Lokalisatorische Einteilung des Rückenmarks

Zähne, Nase, Mund, Pharynx/Rachen und Kehlkopf sind für das Sprechen wichtige Strukturen. Sie fehlen in unserer Auflistung, da eine Schädigung auf dieser Ebene nicht als Dysarthrie bezeichnet wird (z. B. Stimmstörung nach Larynxteilresektion oder Artikulationsstörungen im Rahmen einer Dysglossie, beide ohne neurogenen Verursachungshintergrund).

Zusammenhang zwischen Läsionsort und Bewegungsstörung

Funktion und Struktur

Zwischen Funktion und Struktur gibt es einen klaren Zusammenhang und ebenso natürlich zwischen gestörter Funktion und geschädigter Struktur. Manchmal ist es nicht ganz so eindeutig: Eine Parese des Kehlkopfes nach Hirnstamminfarkt würde auf Ebene der Körperstruktur im Bereich des Gehirns lokalisiert werden, da die Larynxparese nur das Symptom (also eine gestörte Körperfunktion) wäre. Die Dysarthrieklassifikationen sind letztlich Zuordnungen für typische Funktion-Struktur-Konstellationen.

Im Rahmen der Diagnostik sind veränderte Körperstrukturen vor Behandlungsbeginn auch dann zu erfassen, wenn sie mit dem neurogenen Hintergrund nichts zu tun haben, wie zum Beispiel ein schlecht sitzender oder fehlender Zahnersatz; dies kann zwar nicht logopädisch verändert werden, beeinflusst jedoch das Sprechen.

Die Diagnostik der Körperstrukturen übernimmt die ärztliche Abteilung, teils mithilfe bildgebender Verfahren; die Diagnostik der Funktion übernimmt die logopädische Abteilung über Beobachtung. Beide Zugangswege haben Begrenzungen.

- Die Strukturebene ist facettenreich: Großhirn, Kleinhirn, Hirnstamm und periphere Nerven, Muskelgruppen, Gelenke, sogar Schleimhäute als Rezeptoren spielen in unterschiedlichem Maße aktivierend, hemmend und rückkoppelnd eine Rolle.
- Beobachtungen konzentrieren sich auf Präzision, Willkürlichkeit, Koordination, Geschwindigkeit für die Beweglichkeit der Artikulationsorgane soweit auditiv und optisch erfassbar.

Wir schließen uns der klassischen Einteilung an, die Dysarthrien nach der Art der Bewegungsstörung klassifiziert. Diese wird auf Darley et al. (1975) zurückgeführt. Die motorischen Defizite korrelieren mit dem Ort der Hirnläsion und den Bewegungseinschränkungen der Extremitätenmotorik.

Die Besonderheiten der Sprechmotorik

Unterschiede zwischen Körper- und Sprechmotorik

Auch wenn die Kritik immer wieder im Raum steht, dass sich Bewegungsstörungen von Armen und Beinen nicht ohne Weiteres auf die Sprechmotorik übertragen lassen (vgl. Ziegler & Vogel 2010, Schölderle & Staiger 2017), hat sich diese Einteilung im Allgemeinen etabliert. Anzumerken bleibt jedoch, dass sich Extremitätenmotorik und Sprechmotorik deutlich unterscheiden können. So ist eine Spastik der Extremitäten ein recht häufiges Symptom zentraler Paresen, kommt aber z. B. bei facialen Paresen, wenn überhaupt, äußerst selten vor (vgl. Noth 2003). Zu bedenken ist jedoch, dass Untersuchungen der Artikulationsorgane anders durchgeführt werden als jene von Armen und Beinen (vgl. Schölderle & Staiger 2017). So ist es in der Diagnostik üblich, die Extremitäten gegen die Schwerkraft zu heben, was bei laryngealer Muskulatur beispielsweise nicht möglich wäre. Es sei auch angemerkt, dass häufig Mischformen auftreten und die einzelnen Syndrome nicht alle aufgeführten Symptome aufzeigen müssen (vgl. Schölderle & Staiger 2017).

Wir beschränken uns bei der Beschreibung auf neurogene Sprechstörungen, die mit der **D**ys-**S**AAR-thrie**t**herapie (DST) behandelbar sind und lassen jene aus, die nicht zur klassischen Dysarthrie gehören (Sprechapraxie, neurogenes Stottern). Die Konstellation der Symptome kann eine große Vielfalt ergeben. Wir konzentrieren uns auf die Beschreibung der Symptome, die aus unserer Sicht eine therapeutische Relevanz bezüglich der DST haben.

Einteilung von Dysarthrien nach Art der Bewegungsstörung

Im Folgenden stellen wir die fünf Dysarthrieformen vor, die in der einschlägigen Fachliteratur beschrieben werden:

- Spastische Dysarthrie
- Schlaffe Dysarthrie
- Ataktische Dysarthrie
- Hypokinetische Dysarthrie
- Hyperkinetische Dysarthrie

Wir nehmen dabei Bezug auf die Realisation der Silbe als Leadelement des Rhythmus, da dies der entscheidende Ausgangspunkt unseres Konzeptes der **D**ys-**S**AAR-thrie**d**iagnostik und -**t**herapie ist. Anzumerken ist, dass durch eine rein auditive Beurteilung die Zuordnung zu einer Form häufig nicht oder nur für ein sehr geübtes Ohr möglich ist. Die Art der Hirnschädigung lässt sich meist einfacher an begleitenden Symptomen ausmachen. In den Beschreibungen der Dysarthrieformen gehen wir von einer isolierten Schädigung aus. In der Praxis ist es natürlich möglich, dass ein Patient an mehreren Hirnschädigungen leidet.

Spastische Dysarthrie

Spastische Dysarthrie

Die spastische Dysarthrie entsteht durch die Schädigung des ersten motorischen Neurons (Großhirn). Eine spastische Parese der Extremitäten geht mit einem hohen Grundtonus der betroffenen Muskulatur einher. Da diese Schädigung zumeist einseitig auftritt und die Muskeln der kaudalen Hirnnerven (X, XI, XII) bilateral kortikal versorgt werden, können die nichtsprachlich intendierten Bewegungen von Zunge und Gaumensegel recht gut kompensiert werden (vgl. Poeck 1996). Nachweisbar ist zumeist nur eine faciale Mundastschwäche, die die Deutlichkeit unserer Erfahrung nach nur marginal beeinträchtigt.

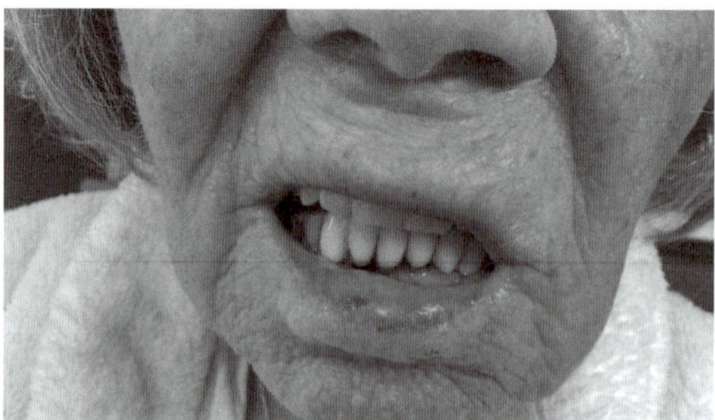

Abb. 2: *Faciale Mundastschwäche links nach Mediainfarkt rechts*

Die Zunge zeigt keine Abweichung von der Mittellinie. Sprechmotorisch findet sich im motorischen Teil der informellen **D**ys-**S**AAR-thrie**d**iagnostik (DSD) Teil A und B (Kroker & Steiner 2015) lediglich eine motorische

Einschränkung der Zungenspitze (eine Verlangsamung der Konsonanten-Konsonanten-Vokalverbindung (CCV) [ʃla]).

Versucht der Patient diese mit hoher Frequenz zu sprechen, kommt es zu einer fehlenden oder unvollständigen Hebung der Zungenspitze beim Laut [l]. Die anderen Test-CCV-Verbindungen ([bla], [kla], [amp]) sind nicht oder nur geringfügig beeinträchtigt. Gaumensegel, Kiefer und Hinterzunge sind somit meist nicht therapiebedürftig. Bei langen Übungssequenzen (30 Sek.) mit den Test-CCV-Verbindungen kommt es zu keiner Ermüdung der Artikulationsmotorik.

Die in der Literatur häufig beschriebene allgemeine Tonuserhöhung der Sprechmuskulatur (vgl. Ziegler & Vogel 2010) ist unserer Auffassung nach in der Praxis eher selten ausgeprägt und nur schwer objektivierbar, da leichte Asymmetrien als physiologische Variante nicht selten sind (vgl. Poeck 1996). Somit können leichte Pathologien nur schwer vom physiologischen Zustand abgegrenzt werden. Stimmstörungen sind durch eine Tonuserhöhung der Stimmlippen möglich (Ziegler & Vogel 2010), stehen aber meist nicht im Vordergrund der Störung.

Schnelldiagnose der spastischen Dysarthrie in der Praxis

Praxis spastische Dysarthrie (ausgehend von einem einseitigen Hemisphären-infarkt)

Die Beeinträchtigung des Sprechens ist hörbar, führt aber nicht zur kompletten Unverständlichkeit. Es liegt keine schwere Stimmstörung vor. Es gibt keine Abweichung der Zunge oder des Velums (Kulissenphänomen: Abweichen des Zäpfchens zur gesunden Seite) von der Mittellinie. Die grobe Zungenmotorik (bei nichtsprachlichen Aufgaben) ist uneingeschränkt. Die durch den facialen Stirnast innervierten Bewegungen (z. B. Augenbrauen hochziehen) sind seitengleich. Eine faciale Mundastschwäche ist möglich. Die Extremitätenmotorik weist außerhalb der Akutphase meist Spastiken auf. Es kommt häufig zu neuropsychologischen Begleiterscheinungen (Aphasie, Neglect etc.).

Schlaffe Dysarthrie

Schlaffe Dysarthrie

Die schlaffe Dysarthrie entsteht durch die Schädigung des peripheren motorischen Neurons (Hirnstamm und periphere Nerven). Schlaffe Paresen der Extremitätenmotorik zeigen eine reduzierte bis fehlende Grundspannung. Schlaffe Paresen kommen jedoch auch im Initialstadium (die ersten 4–6 Wochen) von spastischen Lähmungen vor (Ziegler & Vogel 2010). Grobmotorisch können alle Sprechwerkzeuge (Lippen, Kiefer, Gaumensegel, Zunge, Atemmuskulatur und Stimmlippe) meist einseitig betroffen sein. Nach 4–6 Wochen können Atrophiezeichen (Rückbildung) der Muskulatur auftreten. Feinmotorisch finden sich alle Test-CCV-Verbindungen ([ʃla], [bla], [kla], bei Velumparese auch [amp]) beeinträchtigt. Es kommt bei langen Übungssequenzen (>10 Sek.) beim Durchführen der DSD im Teil A und evtl. B zu Ermüdungserscheinungen (myasthene Reaktion).

Die von Darley et al. (1975) beschriebene reduzierte Kieferbewegung kann in manchen Fällen bei der Test-CCV-Verbindung [ʃla] beobachtet werden. Mit Muskelermüdung oder steigender Sprechgeschwindigkeit kann es zu einer zunehmenden Auflösung der schwebenden Okklusion (annähernde Berührung oberer und unterer Schneidezähne) beim Laut [ʃ] kommen.

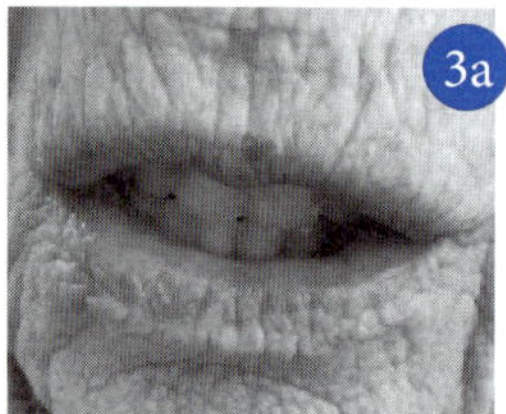

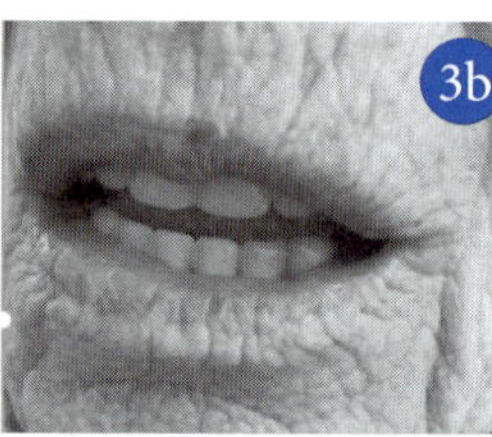

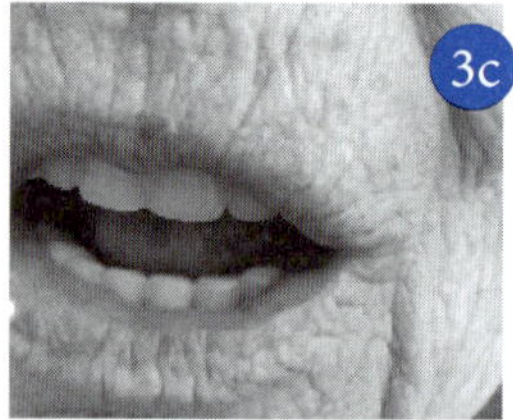

***Abb. 3a** zeigt die schwebende Okklusion bei der ersten Bildung des [ʃ].*
***Abb. 3b** zeigt den nach einigen Wiederholungen unzureichenden Kieferschluss [ʃ].*
***Abb. 3c** zeigt im Vergleich die Artikulation des Lautes [a].*

Eine Störung des Lautes [ʃ] in der Test-CCV-Verbindung ist auch durch eine fehlende oder reduzierte Hebung der Zungenränder oder Lateralisierung (vgl. Vogel 1993) möglich. Davon ist auszugehen, wenn das [ʃ] trotz guten Kieferschlusses in der Test-CCV-Verbindung [ʃla] frustran gebildet wird. Ebenso kann die Hebung der Zungenspitze beim [l] beeinträchtigt sein (vgl. Vogel 1993).

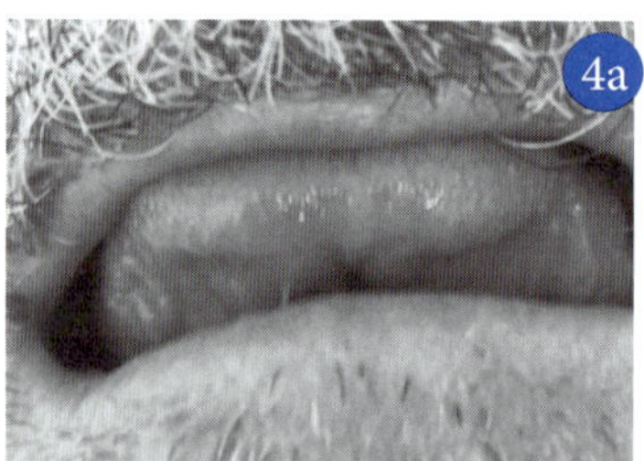

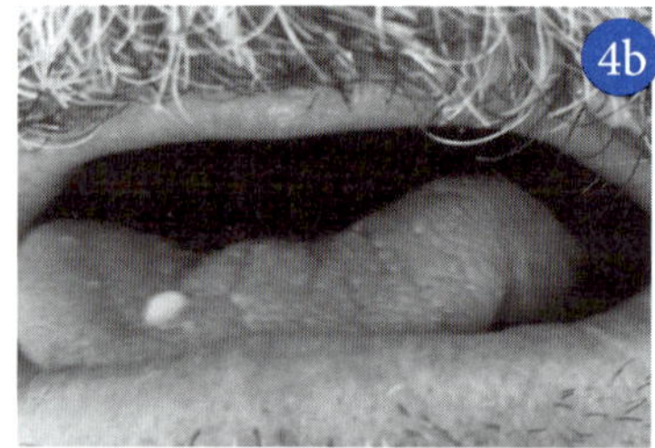

***Abb. 4a:** Zungenhebung beim [l]*
***Abb. 4b:** Ermüdete, fast erloschene Zungenhebung beim [l]*

Auf Abb. 4a ist die Zungenhebung beim [l] zu sehen. Diese erlischt nach mehreren Wiederholungen (Abb. 4b).

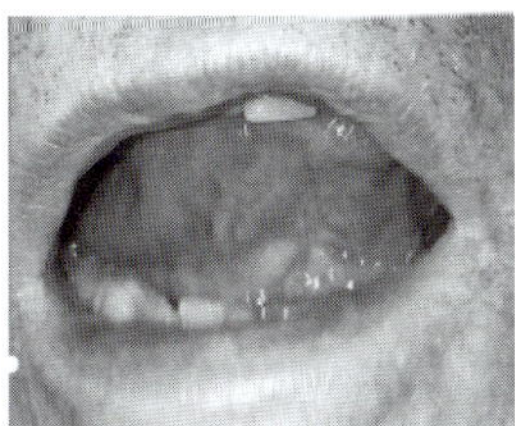

***Abb. 5:** Lateralisierung des [l]-Lautes nach links*

Abb. 5 zeigt eine Lateralisierung des [l]-Lautes nach links. Bei der Test-CCV-Verbindung [bla] ist darauf zu achten, ob es bei ansteigender Geschwindigkeit der Artikulation eher zu einer Reduktion des Lippenschlusses oder der Zungenspitzenhebung kommt.

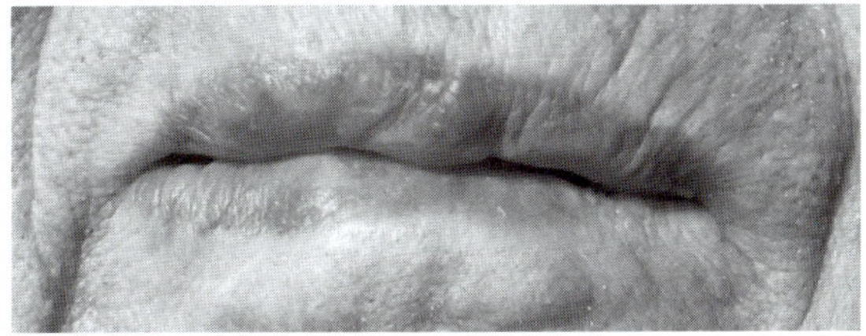

***Abb. 6:** Unvollständiger Lippenschluss beim [b]*

Abb. 6 zeigt einen unvollständigen Lippenschluss bei [b] aufgrund beidseitiger facialer Parese.

Gleiches gilt für [kla]: Hier kann es in schweren Fällen zu einer insuffizienten Hebung des Zungenrückens kommen. Sollte dies der Fall sein und sich als Störungsschwerpunkt manifestieren, kann zusätzlich die CCV-Verbindung [kra] bei Sprechern des uvulären [r] ermittelt werden.

Eine schwere Velumparese (Gaumensegellähmung) führt zur Rhinophonia aperta (offenes Näseln) und somit zu einer Störung aller nicht nasalen Laute. Die sprechmotorische Testung mit der DSD ist hier deshalb unerlässlich.

Bei der Stimme und Atmung kommt es zu den Symptomen einer Stimmlippenparese (Parese der Stimmlippe) mit behauchter und rauer Stimme (vgl. Ziegler & Vogel 2010).

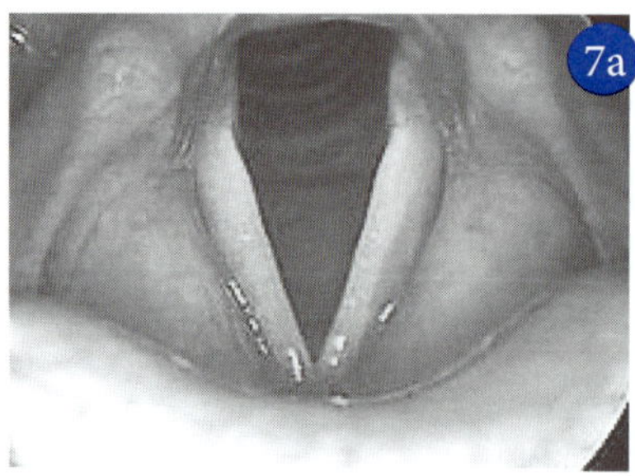

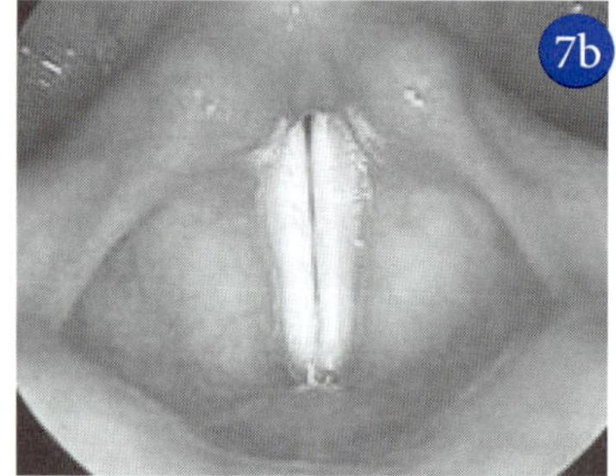

Abb. 7a: *Normalbefund – Glottis in Respirationsstellung*
Abb. 7b: *Normalbefund – Glottis in Phonationsstellung*

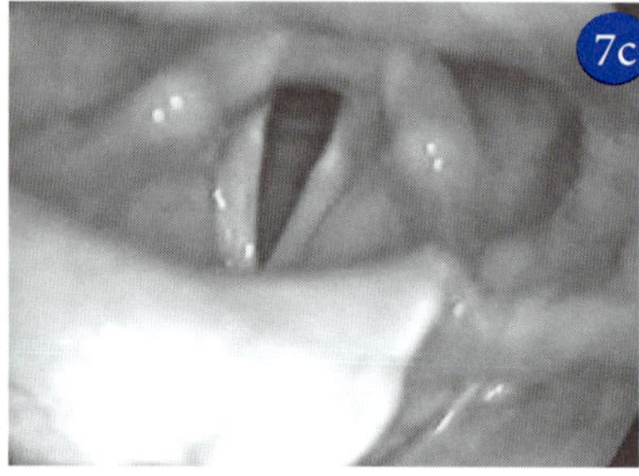

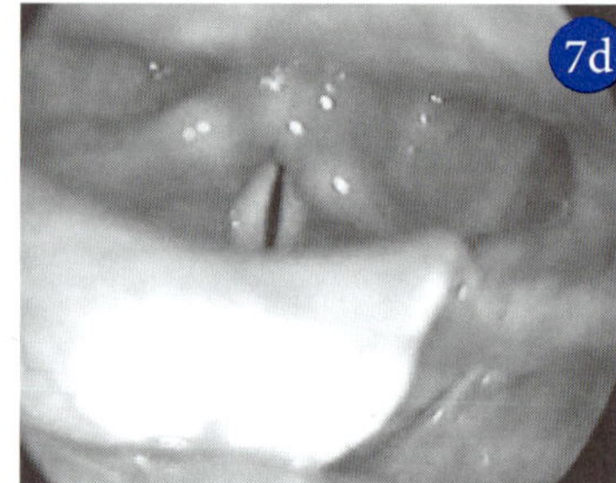

Abb. 7c: *Stimmlippenparese re – Respirationsstellung*
Abb. 7d: *Stimmlippenparese re – Phonationsstellung*

Auf Abb. 7a und Abb. 7b ist ein Normalbefund der Stimmlippen in Respirations- und Phonationsstellung zu sehen. Es handelt sich um stroboskopische Aufnahmen (Abb. 7b). Die Abbildungen darunter zeigen eine rechtsseitige Parese der Stimmlippen (Lähmung der inneren Kehlkopfmuskulatur) in Respirationsstellung (Abb. 7c) und Phonationsstellung (Abb. 7d) abgebildet. Die paretische rechte Stimmlippe (auf der linken Seite des Bildes) wirkt durch die schlaffe Lähmung leicht verdickt. In Phonationsstellung kommt es nicht zum vollständigen Schluss. Die Stimme bleibt behaucht. Zusätzlich kommt es bei schweren Velumparesen zur stimmhaften Bildung aphoner Laute. Das Atemvolumen ist reduziert.

Praxis der schlaffen Dysarthrie (ausgehend von einer Schädigung des Hirnstammes)

Schnelldiagnose der schlaffen Dysarthrie in der Praxis

Eine Parese der gesamten facialen Muskulatur auch des Stirnastes ist möglich. Ebenso spricht eine Abweichung der Zunge von der Mittellinie oder ein Kulissenphänomen (Zäpfchen weicht von der Mittellinie zur gesunden Seite ab) für eine Schädigung des Hirnstammes.

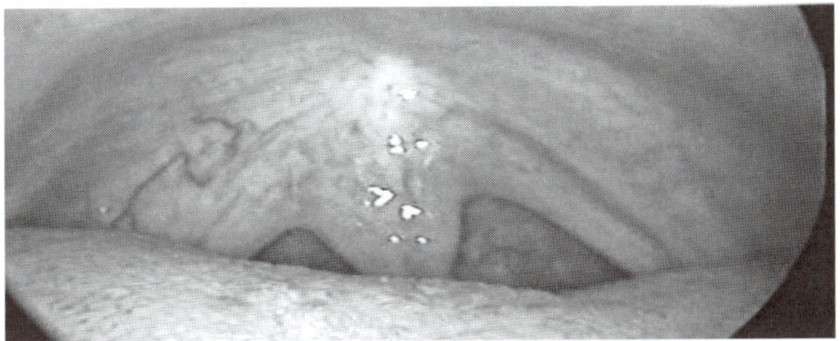

Abb. 8: *Kulissenphänomen*

Abb. 8 zeigt ein Kulissenphänomen bei Velumparese links. Das Zäpfchen weicht zur gesunden Seite (rechts) ab.

Jegliche Ausprägung der Dysarthrie ist möglich. Durch eine Stimmlippenparese zeigt sich häufig eine behauchte oder fehlkompensiert gepresste Stimme. Die Extremitätenmotorik ist schlaff paretisch.

Ataktische Dysarthrie

Ataktische Dysarthrie

Eine ataktische (cerebelläre) Dysarthrie wird in der Regel durch eine Schädigung des Kleinhirns ausgelöst. Die Ataxie zeigt sich an der Extremitätenmotorik als fehlende Bewegungskoordination. Der Gang (sofern noch möglich) erscheint torkelnd. Die Feinmotorik der Hände kann gestört sein. Dies ist z. B. am Schriftbild ersichtlich.

Bei nicht sprechintendierten Bewegungen ist kein Verlust der Kraft zu beobachten, jedoch ergeben sich möglicherweise Probleme mit der Zielgenauigkeit mundmotorischer Bewegungen. Bittet man den Patienten die Test-CCV-Verbindungen der DSD ([ʃla], [bla[, [kla] und [amp]) im vorgegebenen Takt zu wiederholen, kommt es nicht zu einer Reduktion der geforderten Artikulationsbewegung, sondern zu einer lokalen Reduktion der Sprechgeschwindigkeit. Die Stimme ist häufig gepresst, dies ist wohl als Kompensationsversuch des Patienten zu sehen. Bittet man den Patienten, in der Testsituation etwas weniger zu pressen, geht die Artikulationsschärfe in der Regel noch weiter zurück.

Schnelldiagnose der ataktischen Dysarthrie in der Praxis

Praxis der ataktischen Dysarthrie

Die Zunge zeigt keine Einschränkungen der Kraft. In der chronischen Phase kommt es manchmal zu einer extrem gepressten lauten Stimme als Kompensationsversuch des Patienten oder zu einer bizarren Prosodie. Jeglicher Schweregrad gestörter Verständlichkeit ist möglich. Die Extremitätenmotorik kann einen Intentionstremor aufweisen. D. h., bei gerichteten Bewegungen nimmt der Tremor mit der Nähe zum Ziel zu. In Ruhe ist dieser nicht nachweisbar.

Dyskinetische Formen

Erfahrungen in der Diagnose und Behandlung von hyper- bzw. hypokinetischen Dysarthrien mit DSD und DST liegen zurzeit noch nicht vor. Deshalb findet sich in diesem Kapitel nur eine kurze Beschreibung dieser Formen.

Hyperkinetische Dysarthrie

Hyperkinetische Dysarthrien zeigen überschießende Bewegungen (Hyperkinesien) der Sprechmuskulatur, die den Artikulationsatem und den Stimmvorgang stören.

In der Praxis der hyperkinetischen Dysarthrien äußern sich überschießende Bewegungen meistens als unkontrolliertes Herausstrecken der Zunge. Sie entstehen häufig bei Chorea Huntington, nicht selten sind sie jedoch Folge von Medikamentennebenwirkungen (z. B. Dopaminagonisten) oder Vergiftungen.

Hypokinetische Dysarthrie

Das Parkinsonsyndrom verursacht die meisten hypokinetischen Dysarthrien. Störungen finden sich im Bereich der Prosodie, der Artikulationsschärfe und des Sprechtempos (vgl. Nebel & Deuschl 2008). Zumeist steht die Stimmstörung im Vordergrund.

In der Praxis (ausgehend von Morbus Parkinson) fallen Patienten oft durch fehlende oder reduzierte Mimik trotz erhaltener grobmotorischer Fähigkeiten der buccofacialen Muskulatur auf. Die Stimme ist meist zu leise und behaucht. Artikulationsbewegungen werden im Verlauf der Krankheit kleiner, ebenso die Schritte während des Gehens. Die Symptome sind der Akinese (Verarmung nichtwillkürlicher Bewegungen) zuzurechnen. Das Gangbild ist kleinschrittig. Der Tonus der gesamten Körpermuskulatur kann deutlich erhöht sein (Rigor). Ebenso ist ein Ruhetremor möglich. Auch Störungen der Sprechgeschwindigkeit kommen vor. Hierbei kann es sowohl zur Erhöhung als auch zur Reduktion derselben kommen sowie zu unangemessenen Sprechpausen. Laut- und Silbenwiederholungen sind ebenfalls möglich (vgl. Skodda 2015).

Aktivität und Partizipation
Zusätzlich zum bisher Ausgeführten zeigt die folgende Tabelle die wesentlichen dysarthrierelevanten Ausschnitte der ICF-Codierung auf der Ebene der Aktivität und Partizipation.

Aktivität und Partizipation

ICF-Code	Beschreibung
d330	Sprechen
d335	Nonverbale Mitteilungen produzieren
d3350	Körpersprache einsetzen
d3351	Zeichen und Symbole produzieren
d350	Konversation
d3500	Eine Unterhaltung beginnen
d3501	Eine Unterhaltung aufrechterhalten
d3502	Eine Unterhaltung beenden
d3503	Eine Unterhaltung mit einer Person führen
d3504	Eine Unterhaltung mit mehreren Personen führen
d355	Diskussion
d3550	Diskussion mit einer Person
d3551	Diskussion mit vielen Menschen
d360	Kommunikationsgeräte und -techniken benutzen
d3600	Telekommunikationsgeräte benutzen
d3601	Technische Schreibgeräte benutzen
d3602	Kommunikationsmethoden benutzen

Die oben aufgeführte Einteilung stellt nicht nur das gestörte Sprechen in den Vordergrund, sondern beurteilt auch, inwieweit dies über nonverbale Methoden kompensiert werden kann.

Es ist nicht nur das Sprechen in der Übungssituation zu beurteilen, auch verschiedene Kommunikationssituationen werden berücksichtigt. Schmich et al. (2010) zeigten, dass die Vertrautheit eines Gesprächspartners durchaus Einfluss auf die Verständlichkeit hat.

Gröne (2009) merkt an, dass man noch weitere ICF-Codes anführen könnte, da auch einige Alltagstätigkeiten Kommunikation erfordern. Zu nennen wären hier:

- die Beschaffung von Lebensnotwendigkeiten (d610-d629), darunter insbesondere das Einkaufen (d6200),
- die Erhaltung der eigenen Gesundheit (d5702), da auch die Kommunikation mit dem Arzt mit Schwierigkeiten behaftet sein kann,
- Haushaltsgegenstände pflegen und anderen helfen (d650-d669), z. B. Handwerker für Reparaturen kontaktieren oder für einen Partner einen verständlichen Notruf absetzen,
- allgemeine interpersonelle Interaktionen (d710-d729), da Kommunikation in einer Beziehung unerlässlich ist,
- besondere interpersonelle Beziehungen (d730-d779). Schmich et al. (2010) zeigten in einer Studie, dass das Gelingen von Kommunikation bei Dysarthrie mit der Nähe der Beziehung zunimmt,
- das Gelingen einer Kommunikation als Voraussetzung für Erziehung und Bildung (d810–d839) sowie für Arbeit und Beschäftigung (d840–d859). Diese Faktoren beeinflussen wiederum das wirtschaftliche Leben (d680–d879),
- Dysarthrie bewirkt einen Rückzug aus dem Gemeinschafts- sowie aus dem sozialen und staatsbürgerlichem Leben (d910–d999).

Umweltfaktoren

Die folgenden Aufzählungen beschreiben die in der ICF codierten Umweltfaktoren. Genannt werden materielle Dinge, Personen oder Tiere mit unterschiedlichem Bezug zum Patienten (z. B. engster Familienkreis oder Autoritätspersonen), die physische oder emotionale Unterstützung leisten können. Im Einzelnen sind es:

ICF-Code	Beschreibung
e1101	Medikamente
e125	Produkte und Technologien zur Kommunikation
e310–e399	Unterstützung und Beziehung
e410–e499	Einstellungen
e535	Dienste, Systeme und Handlungsgrundsätze des Kommunikationswesens
e555	Dienste, Systeme und Handlungsgrundsätze von Vereinigungen und Organisationen

ICF-Code	Beschreibung
e575	Dienste, Systeme und Handlungsgrundsätze der allgemeinen sozialen Unterstützung
e580	Dienste, Systeme und Handlungsgrundsätze des Gesundheitswesens

- Medikamente (e1101) können im Einzelfall Dysarthrien positiv wie negativ beeinflussen.
- Produkte und Technologien zur Kommunikation (e125), wobei hier insbesondere der Einsatz von Kommunikationshilfen (Buchstabentafel oder elektronische Hilfen) zu nennen ist.
- Unterstützung und Beziehung (e310–e399), denn der Gesprächspartner ist ebenso für eine gelingende Kommunikation verantwortlich wie der Patient. Es wird deshalb erfasst, inwieweit sich ein Gesprächspartner auf das nicht perfekte Sprechen des Betroffenen einlässt.
- Eine wichtige Voraussetzung für eine gute Partizipation (Teilhabe) ist die Einstellung (e410–e499) der verschiedenen Gesprächspartner.
- Dienste, Systeme und Handlungsgrundsätze des Kommunikationswesens (e535). Hier ist vor allem das Internet zu nennen, da es Patienten ermöglicht, viele Dinge zu erledigen (Einkaufen, Behördengänge), ohne sprechen zu müssen.
- Dienste, Systeme und Handlungsgrundsätze von Vereinigungen und Organisationen (e555). Selbsthilfegruppen sind ein wichtiger Baustein in der Krankheitsbewältigung.
- Dienste, Systeme und Handlungsgrundsätze der allgemeinen sozialen Unterstützung (e575). In manchen Regionen werden Dienste angeboten, die die Teilhabe am Alltagsleben ermöglichen.
- Die Dienste, Systeme und Handlungsgrundsätze des Gesundheitswesens (e580) ermöglichen die medizinischen und therapeutischen Maßnahmen.

3 Derzeitige Diagnostik bei Dysarthrie im Überblick

Dieses Buch ist für Praktiker geschrieben. Wir beschränken uns daher auf Methoden, die sich in der Logopädie etabliert haben. Es sei erwähnt, dass es eine ganze Reihe von Verfahren gibt, die einen großen apparativen Aufwand erfordern, zurzeit jedoch praktisch nur im wissenschaftlichen Bereich eingesetzt werden. Eine Zusammenfassung hierfür findet sich bei Ziegler & Vogel (2010).

Standardisierte Diagnostik

Testverfahren

Im deutschen Sprachraum sind fünf psychometrische Testverfahren verbreitet:

- Fragebogen nach Schmich et al. (2010),
- Frenchay Dysarthrie Assessment 2 – FDA–2 (Enderby 2012),
- Münchner Verständlichkeitsprofil – MVP (Ziegler et al. 2009),
- Untersuchung neurologisch bedingter Sprech- und Stimmstörungen – UNS (Breitbach-Snowdon 2003),
- Bogenhausener Dysarthrieskalen – BoDyS (Ziegler et al. 2015).

Spezielle Untersuchungsverfahren

Daneben existieren PRAAT (vgl. Boersma & Weenink 2017), ein in der Phonetik wie in vielen logopädischen Bereichen breit genutztes akustisches Analyseprogramm, sowie einige spezialisierte Untersuchungsverfahren für einzelne Therapieformen (z. B. LSVT). In einem getrennten Kapitel wird im Anschluss über ein neues Diagnostikverfahren berichtet, das seit 2015 veröffentlicht ist und speziell auf die Bedürfnisse der **D**ys-**SAAR**-thrie**t**herapie ausgelegt ist.

Mögliche Ziele von Dysarthrietests

Kriterien

Die Auswahl eines geeigneten Testverfahrens hängt vom Ziel der Diagnostik ab.

Cronbach (1990) unterscheidet vier Einsatzbereiche psychologischer Tests:

1. *Klassifikation*
   Ein Test sollte über das Vorliegen einer Dysarthrie Auskunft geben. Wünschenswert wäre es, diese zu ähnlichen Störungsbildern abzugrenzen, z. B. phonematischen Paraphasien der Aphasie, Sprechapraxie sowie neurogenem Stottern. Diese Anforderung wird von keinem hier aufgeführten Test erfüllt.

Ein Test sollte in der Lage sein, Dysarthrien in Bewegungsstörungen zu unterteilen (schlaff, spastisch, ataktisch und dyskinetisch), was Rückschlüsse auf die geschädigten Hirnareale zulässt und somit im Rahmen eines interdisziplinären Konzeptes einen Hinweis für die neurologische Diagnostik der zugrunde liegenden Erkrankung liefern kann.

2. *Evaluation*
   Ein Test sollte einen Krankheitsverlauf objektiv dokumentieren können.

3. *Selbsterkenntnis*
   Gerade bei Parkinsonpatienten wird eine fehlerhafte Selbstwahrnehmung v.a. der Sprechlautstärke beschrieben (vgl. Ziegler & Vogel 2010). Auch die reduzierte Fähigkeit zur Kompensation (Pfeifenrauchereffekt s. Fußnote auf S. 89; vgl. Ziegler & Vogel 2010) bei anderen Erkrankungen deutet auf eine fehlerhafte Introspektionsfähigkeit hin. Schmich et al. (2010) zeigten in einer Befragung deutliche Unterschiede zwischen tatsächlicher Verständlichkeit und subjektiver Einschätzung von Dysarthriepatienten auf.
   Fragwürdig dabei ist, ob die häufig relativ abstrakten Profile der standardisierten Diagnostik ein hilfreiches Werkzeug in der Patienten-Therapeuten-Kommunikation sind.

4. *Forschung*
   Die Forschung ist, gerade was Therapieverläufe betrifft, eher auf wenige Studien begrenzt, die ein zufriedenstellendes Evidenzniveau erfüllen. Diese betreffen vor allem Dysarthrien bei Parkinson und das Lee Silverman Voice Treatment (LSVT). Eine Zusammenfassung findet sich bei Nebel & Deuschl (2008). Das LSVT gibt einen eigenen Diagnostikbogen vor, der auf die entsprechenden Therapieziele abgestimmt ist. Da es bei dieser Therapieform im Wesentlichen um eine Steigerung der Sprechlautstärke geht, stehen hier Stimmparameter im Vordergrund.
   Um die Ergebnisse wirklich für Forschungszwecke verwenden zu können, fehlt es einigen Tests an ermittelten Gütekriterien (z. B. UNS) oder diese sind durch Übersetzung unvollständig (z. B. FDA–2).

Für den Praktiker dürfte es vor allem entscheidend sein, dass ein Testverfahren möglichst wenig Zeit in Anspruch nimmt, einen Therapieverlauf dokumentieren kann und Hinweise auf den Störungsmechanismus gibt, um eine Therapie planen zu können.

In der Praxis wird bislang häufig auf eine Diagnostik verzichtet, da diese für die Therapie keine unbedingte Voraussetzung darstellt. Viele Therapieverfahren mit weniger nachvollziehbaren Zielen (z.B. „Zungenbrecher") benötigen keine Diagnostik. Ob man grobmotorische nichtsprachliche Zungen- und Mundbewegungen zur Artikulationsverbesserung diagnostisch erfassen bzw. therapieren sollte, wird kontrovers diskutiert. Nicola et al. (2004) weisen auf deutlich differierende Befunde zwischen nichtsprachlicher Willkürmotorik und gestörter Sprechmotorik hin und finden in einer kleinen Studie keine Korrelate. Runge (2002) entdeckte in einer kleinen Studie Evidenzen für die Wirksamkeit nichtsprachlicher Übungen auf die Sprechmotorik bei spastischen, schlaffen und gemischten Dysarthrien und sah die kombinierte Therapie als die erfolgversprechendste. Grundsätzlich findet man solche Unterschiede auch im Bereich der Motorik der oberen Extremitäten: So ist es manchen Patienten möglich, mit einem leicht paretischen Arm einen Koffer zu tragen. Die Ausfälle können aber (trotzdem) bei komplexen Anforderungen an die Feinmotorik (Handschrift, Klavier spielen) zutage treten.

Nichtsprachliche Übungen sind Bestandteile von FDA–2 und UNS. Ebenso dient die zusätzliche Erfassung von Dysphagien lediglich als Hinweis auf die Art der Bewegungsstörung. Es ist jedoch fraglich, ob dies, wie im FDA–2, überhaupt erfasst werden muss. Die Art der Bewegungsstörung ist auch vom Ort der Hirnläsion ableitbar. Für die kausale Therapie sind sprechmotorische Symptome wichtiger. Eine Ausnahme bildet natürlich der Fall, wenn der Ort der Hirnläsion gesucht wird, um von ärztlicher Seite die Grunderkrankung zu bestimmen. Dieser Fall kommt in der Praxis äußerst selten vor.

Ebenso fraglich erscheint uns der Nutzen von validierten Auslesefähigkeiten von Dysarthrietests: Etabliert haben sich Auslesetests in der Aphasietherapie. Dies ist sinnvoll, da gerade leichte Störungen nicht sofort erkannt werden und Patienten sie in frühen Krankheitsphasen nicht immer wahrnehmen. Als Beispiel könnten hier Agraphien genannt werden. Ferner können Aphasien somit von Dysarthrien getrennt werden. Das MVP wurde normiert, um von Dysarthrie Betroffene von Normalsprechern zu trennen. Eine Differenzialdiagnostik zu anderen Sprach- und Sprechstörungen ist nicht möglich. Ob eine Veränderung des Sprechens vorliegt, lässt sich aus der Eigen- und Fremdanamnese in der Regel klären.

Wichtig erscheint uns bei Messung auf Ebene der Körperfunktion und Aktivität, wie bei FDA–2, BoDyS und MVP geschehen, eine Erfassung der Objektivität. Da die meisten Beurteilungen über auditive Analysen und

Schätzskalen erfolgen, ist es fraglich, ob verschiedene Untersucher tatsächlich zu einer gleichen Einschätzung kommen. Zumindest für BoDyS und MVP werden hier gute Werte erzielt. Wünschenswert wäre aus unserer Sicht eine Bestimmung der Retestreliabilität. Hierbei wird ein Test mehrfach mit demselben Patienten durchgeführt. Unterschiede in den Ergebnissen sind Hinweis darauf, wie genau der Test misst. Also welche Veränderung auf eine Verbesserung des Patienten und welche auf eine Ungenauigkeit des Testinstrumentes zurückzuführen ist.

Differenzialdiagnose

Abgrenzung von ähnlichen Störungsbildern

Differenzialdiagnostisch ist die Dysarthrie von phonematischen Paraphasien der Aphasie sowie von Sprechapraxie und neurogenem Stottern abzugrenzen. Die Diagnose Dysarthrie kann bislang nicht aufgrund psychometrischer Verfahren von ähnlichen Störungen abgegrenzt werden. Ein erster Hinweis ist der *Ort der Hirnläsion*. Zu beachten ist jedoch, dass vor allem bei linkshemisphärischen Schädigungen Störungen auch kombiniert auftreten können. Eine *isolierte Läsion des Kleinhirns oder des Hirnstammes lässt hingegen meist keine andere Diagnose als Dysarthrie zu.*

Differenzialdiagnose Aphasie

Probleme, lange Wörter zu produzieren (Wortlängeneffekte), sprechen für phonematische Paraphasien. Vor allem wenn es zu Angleichungen (Assimilationen) oder Vertauschungen (Metathesen) von Phonemen oder Silben kommt. Aphasien können relativ sicher durch psychometrische Tests ausgeschlossen werden (z. B. AAT [Huber et al. 1983]).

Differenzialdiagnose Sprechapraxie

Produktionsprobleme bei ansteigender Silbenkomplexität sind ein Hinweis auf eine Sprechapraxie. Die Komplexität einer Silbe kann durch Verwendung von Konsonantenclustern gesteigert werden, vor allem im Onset. Zum Stand der Diskussion siehe hier auch Corsten et al. (2004). Jedoch ist zu bemerken, dass von Dysarthrie Betroffene ebenfalls Probleme mit der Artikulation von Konsonantenclustern haben können. Sie verfügen aber über meist bessere Fähigkeiten, mit langsamem Sprechen zu kompensieren und zeigen kein Suchverhalten. Zudem gibt es bei von Dysarthrie Betroffenen in der Regel keinen Unterschied in der Artikulation bezüglich der Position des Clusters. Bei Sprechapraktikern ist die Konsonantenverbindung im Onset meist die größte Herausforderung.

Differenzialdiagnose neurogenes Stottern

Neurogenes Stottern kann durch Eliminierung des auditiven Feedbacks deutlich reduziert werden. Hierzu wird dem Patienten per Kopfhörer ein weißes Rauschen (white noise) so laut zugeführt, dass er sein eigenes Sprechen nicht mehr hört.

Probleme der Differenzialdiagnose

Anzumerken ist, dass diese Verfahren ebenfalls nur eine sehr vage Aussage treffen. Auch von Dysathrie Betroffene zeigen Probleme bei längeren Wörtern, z. B. durch nicht ausreichendes Atemvolumen. Dysarthrie kann relativ gut durch die motorische **D**ys-**S**AAR-thrie**d**iagnostik (DSD) (s. Teil B dieses Buches) bestätigt werden. Somit gelingt zumindest eine weitgehend sichere Abgrenzung zur Aphasie. Anzumerken ist jedoch, dass auch hier noch Normwerte fehlen.

Allgemeine Schwierigkeiten bei der Dysarthriediagnostik

In keiner Diagnostik sollte die Erfassung der *Verständlichkeit* ausbleiben. Diese ist umso schwerer zu messen, je näher man an die natürliche Alltagssprache herankommt. Da ein Patient nicht zu zwei Zeitpunkten dasselbe spontan sprechen wird, ist ein phonetischer Vergleich von zwei Aufnahmen schwierig. Außerdem werden Kontextfaktoren nicht erfasst. So könnten emotionaler Druck oder Stress, den eine Kommunikationssituation erzeugen kann (z. B. ein Streit), eine höhere Sprechgeschwindigkeit und ein schlechteres Monitoring erzeugen, was zu einem situationsabhängigen Rückgang der Verständlichkeit führt.

Wörter, Sätze und Texte, die in einer eher künstlichen Testsituation nachgesprochen oder vorgelesen werden, spiegeln nicht unbedingt die alltäglichen Schwierigkeiten wider, vor denen ein Patient steht. Sie ermöglichen jedoch eine gute Vergleichbarkeit in einem Vorher-Nachher-Setting und können vermutlich eher Aufschluss über eine verbesserte Kommunikationsfähigkeit geben als nichtsprachliche Mundbewegungen (vgl. Nicola et al. 2004).

Gängige Testverfahren

Nachfolgend werden die eingangs erwähnten Verfahren dargestellt.

Frenchay Dysarthrie Assessment 2

Frenchay Dysarthrie Assessment-2 (FDA-2) (Enderby & Palmer 2012, deutsche Version von Grosstück et al. 2012)

Bei dem genannten Testverfahren handelt es sich um die revidierte Fassung des Frenchay Dysarthrie Assessments (vgl. Enderby & Palmer 2012).
Die Messung erfolgt auf Ebene der Körperfunktion und Aktivität.
In der aktuellen Version wurde die Untersuchung von Kieferbewegungen ausgelassen, die Gütekriterien genauer untersucht und die Verständlichkeitsprüfung umfangreicher gestaltet.
Zu diesem Test wurden für die englische Version Gütekriterien ermittelt. Die Verständlichkeit wird neben der Spontansprache durch das Vorlesen von Wörtern und Sätzen überprüft, die durch die Übersetzung vom englischen Original natürlich abgeändert werden mussten. Somit sind die Gütekriterien dieser Untertests nicht auf die deutsche Version übertragbar.
Das Ergebnis des Tests besteht in einem Überblick über sieben Bereiche, von denen angenommen werden kann, dass sie mit Dysarthrie korrelieren.

Es handelt sich um:

1. Reflexe (Husten, Schlucken, Salivation),
2. Respiration (in Ruhe, beim Sprechen),
3. Lippen (in Ruhe, Breitziehen, Lippenschluss, alternierende Bewegung, beim Sprechen),
4. Gaumensegel (beim Essen, Funktion, beim Sprechen),
5. Stimme (Tonhaltedauer, Tonhöhendifferenz, Stimmstärke, beim Sprechen),
6. Zunge (in Ruhe, Herausstrecken, Heben, laterale Bewegung, alternierende Bewegung, beim Sprechen),
7. Verständlichkeit (Wörter, Sätze, Spontansprache).

Jeder Untertest wird auf einer fünfstufigen Ordinalskala bewertet. Anhand des Ergebnisses konnten in der Validitätsuntersuchung 90,6 % aller Probanden korrekt in die entsprechende Dysarthrieform reklassifiziert werden. Leider gibt es keine Daten darüber, ob das FDA–2 das Vorliegen einer Dysarthrie diagnostizieren kann und ob eine Differenzialdiagnose zu Sprechapraxie, Aphasie und neurogenem Stottern möglich ist. Die Validitätskriterien beziehen sich lediglich auf die Klassifikation dysarthrischer Bewegungsstörungen. Dies kann (wohl) zur Diagnostik der Grunderkrankung für die ärztliche Seite hilfreich sein, auch hat es vermutlich eine gewisse Bedeutung für die wissenschaftliche Arbeit. Für die logopädische Therapie dürfte es jedoch eine eher untergeordnete Rolle spielen. Hier ist der relativ gut gestaltete Überblick über gestörte Artikulatoren wichtiger.

Untersuchung Neurologisch bedingter Sprech- und Stimmstörungen (UNS) (Breitbach-Snowdon 2003)

Untersuchung Neurologisch bedingter Sprech- und Stimmstörungen (UNS)

Die UNS gibt einen detaillierteren Überblick über gestörte Sprech- und Stimmfunktionen. Auf eine Validierung wurde ebenso verzichtet wie auf eine Einteilung in die Dysarthrieform. Die Messung erfolgt auf Ebene der Körperfunktion und Aktivität. Die UNS ist somit geeigneter für die Therapieplanung als für die wissenschaftliche Arbeit.

Sie besteht aus sieben Bereichen:

1. Spontansprache (Sprachproduktion, Kommunikationsverhalten, Verständlichkeit, Prosodie),
2. Artikulation (Nachsprechen Wörter, Nachsprechen Sätze, Lesen, spontanes Sprechen),
3. Diadochokinese (Geschwindigkeit, Artikulationsschärfe, Phonationsverhalten),

4. Prosodie (Wortakzent realisiert, Satzintonation realisiert, Textintonation),
5. Atmung (Fähigkeit zur Kontrolle der Atmung mit Frikativen, deskriptive Informationen bei Ruhe- und Sprechatmung, Vitalkapazität, subglottaler Druck),
6. Artikulatorische Muskulatur und Mundinnenraum (Kiefer, Lippen, Zunge, orale Sensibilität, Reflexe, deskriptive Informationen),
7. Phonation (Stimmqualität, Stimmstabilität, Veränderung der Sprechstimme, Stimmeinsätze, Stimmleistung, Nasalität).

Bogenhausener Dysarthrieskalen (BoDyS)

Bogenhausener Dysarthrieskalen (BoDyS)
(Nicola et al. 2004, Ziegler et al. 2015)

Die BoDyS sind ein validiertes Verfahren, das ausschließlich gesprochene Äußerungen bewertet und auf nichtsprachliche Items komplett verzichtet. Gemessen wird nur die Aktivität, mithilfe derer Rückschlüsse auf die gestörte Körperfunktion gezogen werden.
Es zeigen sich auch relativ gute Korrelate mit der Verständlichkeit. Da es im Einzelfall jedoch Abweichungen geben kann, empfehlen die Autoren eine getrennte Untersuchung der Verständlichkeit (vgl. Nicola et al. 2004).
In drei Durchgängen werden jeweils Sprechproben in vier verschiedenen Settings (gelenktes Interview, Nachsprechen, lautes Lesen und Bildergeschichte) generiert. Dies ist der Beobachtung geschuldet, dass sprechmotorische Leistungen mit der Komplexität der Sprechaufgabe variieren (vgl. Vogel et al. 1988). Auf einer fünfstufigen Ordinalskala werden folgende Kriterien beurteilt: Sprechatmung, Sprechstimmlage, Stimmqualität, Stimmstabilität, Artikulation, Resonanz, Sprechtempo, Redefluss, Modulation.
Ein wesentlicher Vorteil der Methode ist, dass jeder der 9 untersuchten Parameter somit auf Grundlage von 12 Einzelbeurteilungen gemessen wird, was eine relativ hohe Beurteilerübereinstimmung zur Folge hat (vgl. Ziegler & Vogel 2010).

Münchner Verständlichkeitsprofil (MVP-online)

Münchner Verständlichkeitsprofil (MVP-online)
(Ziegler et al. 1992)

Das MVP ist ein computergestütztes Testverfahren. Der Patient erhält dabei die Aufgabe, 72 Zielwörter, zur Hälfte eingebettet in Trägersätze, die jedoch keinen semantischen oder syntaktischen Hinweis auf das Zielwort bieten, vorzulesen. Die Zielwörter werden per Zufallsgenerator aus einem Pool von jeweils 12 Wörtern ausgewählt, um keinen Erwartungseffekt beim geübten Beurteiler zu erzeugen. Kontrolliert werden bei der Auswahl der Items die Variablen: Vokale, Einzelkonsonanten, Konsonantencluster, Artikulationsart und -ort.

Die Patientenäußerungen werden aufgezeichnet und in einem zentralen Labor ausgewertet. Dem Beurteiler werden die Aufnahmen per Kopfhörer dargeboten und er muss das gehörte Zielwort aus einer Gruppe von zwölf Wörtern auswählen.
Zu diesem Verfahren wurden in zwei Studien (vgl. Ziegler & Zierdt 2008, Nowack et al. 2009) Gütekriterien ermittelt. Das Verfahren ist somit als Ausleseverfahren geeignet. Anzumerken ist, dass die Validitätsuntersuchung in beiden Studien mit Kontrollgruppen Sprachgesunder stattfand. Eine Differenzialdiagnose zu anderen Sprach- und Sprechstörungen ist folglich nicht möglich. Mit der externen Beurteilung wird garantiert, dass es keinen Kontakt zwischen Untersucher und Proband gibt. Dies ist wichtig, da sich ein Therapeut im Laufe einer Behandlung an die Sprechweise eines Patienten gewöhnen kann. Vermeintliche Verbesserungen, die in einem Test gemessen werden, können sich dadurch nicht auf eine Gehöradaption des Beurteilers beziehen.

Alltags- und Kommunikationsbezogene Dysarthriediagnostik (Schmich et al. 2010)

Alltags- und kommunikationsbezogene Dysarthriediagnostik

Bei diesem Diagnostikinstrument handelt es sich um ein standardisiertes Interview, zu dem Gütekriterien ermittelt wurden. Anzumerken ist, dass es der einzige validierte Test im deutschen Sprachraum ist, der neben der Aktivität und Körperfunktion die Partizipationsebene sowie Umweltfaktoren miterfasst. Die Untersuchung umfasst 64 Fragen, die in 9 Subtests untergliedert sind. Jedes Item wird auf einer dreistufigen Ordinalskala beurteilt.

Die Untertests bestehen aus:

- Körperliche Beschwerden beim Sprechen (KBS),
- Stimmliche artikulatorische Veränderungen (SAV),
- Kommunikative Aktivitäten (KOA),
- Verständlichkeit/Gesprächspartner (VGP),
- Verständlichkeit Situationen (VSI),
- Kommunikationsmittel und -strategien (KMS),
- Emotionale Bewertung (EBW),
- Reaktionen Anderer (REA),
- Psychosoziale Folgen (PSF).

Diagnostik zum LSVT

Diagnostik zum LSVT (LSVT Global 2013)

Diese Therapieform benötigt eine eigene Diagnostik. Hierbei werden vor allem Stimmparameter untersucht. Für die Durchführung ist ein Messgerät erforderlich, das in einem Meter Abstand vom Mund des Patienten platziert wird. Folgende Untertests sind enthalten:

- Aufgabe 1: Lautstärke, Qualität und Dauer von Vokalphonation,
- Aufgabe 2: Tonhöhe, Lautstärke und Qualität von Vokalphonation,
- Aufgabe 3: Stimm- und Sprechparameter beim Lesen eines Textes,
- Aufgabe 4: Stimm- und Sprechparameter in der freien Rede (kommunikativer Monolog),
- Aufgabe 5: Stimm- und Sprechparameter bei Wortgenerierungsaufgaben,
- Aufgabe 6: Stimm- und Sprechparameter bei Beschreibung einer Tätigkeit,
- Aufgabe 7: Stimulierbarkeit der Stimm- und Sprechparameter bei verschiedenen Aufgabenstellungen.

Vor Beginn der Therapie wird die Anamnese per Fragebogen erhoben, der alle Bereiche der ICF als offene Frage abdeckt (Körperfunktion, -struktur, Aktivität, Partizipation, Umweltfaktoren). Vor allem stehen jedoch die Lautstärke und Dynamik der Stimme im Mittelpunkt.
Nach Beendigung der Therapie wird eine Nachsorgeuntersuchung durchgeführt, die in einem ähnlichen Interviewsetting vor allem Veränderungen auf der Ebene der Aktivität und Partizipation erfragt.

Fragebogen Alltagsorientierte Therapie (AOT)

Fragebogen zur Alltagsorientierten Therapie (AOT) (Götze & Höfer 1999)

Das Verfahren erfasst fast ausschließlich die Ebene der Partizipation und Umweltfaktoren und ist eine Voraussetzung für die Therapieplanung. Der Fragebogen wurde für alle Formen der erworbenen Hirnschädigung, also nicht nur für Dysarthrie, entwickelt.

Drei Bereiche werden erfragt:

1. Fragen zur Lebenssituation (Umweltfaktoren): Welche erreichbaren Angebote (z. B. Geschäfte, Verkehrsmittel) gibt es in der Nähe?
2. Zielsetzung für die AOT (Partizipation): In welchem Bereich möchte der Patient mehr Eigenständigkeit erreichen?
3. Fragen zur Zielerreichung nach der AOT (Partizipation): Mit welchem Erfolg wurde das angestrebte Ziel erreicht?

Für die Auswahl eines geeigneten Testverfahrens kann man keine allgemein gültigen Empfehlungen geben. Sollte eine exakte Messung der Verständlichkeit im Vordergrund stehen, ist derzeit wohl das MVP am geeignetsten. Nachteilig ist jedoch die Notwendigkeit der apparativen Voraussetzungen. Für eine Therapieplanung zur Erkennung von Störungsschwerpunkten sind aus heutiger Sicht die BoDyS am geeignetsten, da Gütekriterien ermittelt werden, ein objektiver Überblick über die Störung erfolgt und sie einen relativ detaillierten Überblick über die Sprechmotorik geben.
Falls die Form der Bewegungsstörung ermittelt werden soll, ist das FDA-2 die einzige teilvalidierte Möglichkeit. Für Therapien auf der Ebene der Partizipation sind die aufgeführten Fragebögen am sinnvollsten. Falls eine LSVT geplant ist, sollte die dazugehörige Diagnostik erfolgen.

PRAAT/ Spektogramme

PRAAT
(Boersma & Weening 2017)
PRAAT ist in seinem Kern eine Software zur Analyse akustischer Sprachsignale, die es mit ihren unterschiedlichen Analyseformen (Spektrum/Sonogramm, Formanten, Grundfrequenz, Intensität etc.) ermöglicht, einzelne Parameter lautsprachlicher Äußerungen wie z. B. Stimmqualität, Sprechgeschwindigkeit und auch artikulatorische Prozesse objektiv zu erfassen. Es handelt sich um ein Freewareprogramm, das für alle gängigen Computersysteme verfügbar ist (www.praat.org). Eine ausführliche deutsche Bedienungsanleitung findet sich unter www.praatpfanne.lingphon.net (vgl. Mayer 2016).
Ein gutes Equipment (Mikrofon) und phonetische Kenntnisse sowie die Bereitschaft, sich mit einer relativ komplexen Bedienung auseinanderzusetzen, sind Voraussetzungen für die Anwendung. PRAAT ermöglicht es, Stimm- und Sprechproben z. B. als Sonogramme auszugeben und vielfältige Analysen durchzuführen. Die Ergebnisse sind unter standardisierten Bedingungen (z. B. immer gleicher Mikrofonabstand, Verwendung des gleichen Mikrofons, Vermeidung von Übersteuerungen und Nebengeräuschen) als Verlaufskontrolle recht objektiv (vgl. Schölderle et al. 2015).

Bei Einhaltung dieser Voraussetzungen ist ein Therapieverlauf gut zu dokumentieren. Es gestaltet sich jedoch sehr schwierig, Störungen nur mithilfe von Spektogrammen abzulesen. Schölderle et al. kritisieren, dass der Gesamteindruck der Dysarthrie außer Acht bleibt. Eine Zusammenfassung über Gütekriterien einer solchen Messung zeigen Schölderle et al. (2015) auf. Ein Versuch, PRAAT in ein standardisiertes Testscreening zu integrieren, wurde von Haas (2017) entwickelt.

Ein weiterer Versuch der Visualisierung einzelner dysarthrischer Symptome mittels akustischer Analyse von Einzelbeobachtungen findet sich bei Cinar (2012).

4 Stand der Therapie bei Dysarthrie im Überblick

Im Sinne der ICF sind alle Störungsebenen zu beachten. Die meisten veröffentlichten Therapiekonzepte setzen auf der Ebene der Körperfunktion und der Aktivität an.

In jeder Therapie sind jedoch alle Ebenen zu berücksichtigen, um eine möglichst hohe Partizipation am Alltagsleben zu ermöglichen.

Zielfindung und Therapieplanung

SMART-Regel

Um die Motivation von Patienten zu fördern, ist es sinnvoll, ein Therapieziel möglichst auf Ebene der Partizipation zu setzen. Es ist heute im Allgemeinen üblich, der SMART-Regel zu folgen (vgl. McGrath & Kischka 2010). SMART steht für:

- **S**: specific: spezifisch
- **M**: measurable: messbar
- **A**: achieveable: realistisch
- **R**: relevant: für den Patienten bedeutsam
- **T**: timed: zeitlich geplant

Die Ziele sollten mit dem Patienten, den Angehörigen und anderen Therapeuten abgesprochen werden. Ein solches Ziel könnte z. B. lauten: Herr Meyer wird in vier Wochen täglich selbstständig in der Bäckerei für das Frühstück einkaufen. Nach Ablauf dieser Zeit wird ein Patienten- und Angehörigengespräch geführt und geprüft, ob dieses Ziel erreicht wurde.

Therapie unter Betrachtung der Körperstruktur

Die Bedeutung der Körperstruktur

Die Behandlung der zugrunde liegenden Erkrankung liegt im Kompetenzbereich des Arztes, jedoch gibt es Konsequenzen für die Therapie. So ist relativ früh auf kompensatorische Verfahren auszuweichen, wenn die kausale Therapie aufgrund einer schnell fortschreitenden Erkrankung, z. B. bei Amyotropher Lateralsklerose (ALS), sinnlos erscheint. Bei einem akuten Apoplex zeigte sich hingegen bei Aphasien in einer Metastudie nahezu eine Verdopplung der Effekte der Spontanremission (vgl. Robey 1998), sofern Sprachtherapie stattfand. Es bleibt natürlich fraglich, ob diese Ergebnisse auf Dysarthrie übertragbar sind. Jedoch fanden sich ähnliche Ergebnisse für Physiotherapie bei Paresen der Armmotorik selbst im chronischen Stadium (Taub & Morris 2001). Es ist also anzunehmen, dass im akuten Stadium eines Schlaganfalls ein Patient deutlich von kausaler Dysarthrietherapie profitiert.

Für die ideopathische Parkinsonerkrankung liegen gute Evidenzen für das LSVT (Zusammenfassung bei Nebel 2008) vor.

Eine nur selten genutzte Methode der Logopädie zum direkten Eingriff in die Körperstruktur ist die Verwendung von galvanischem Strom zur Förderung der Resorption von Hämatomen, die periphere Nerven komprimieren. So ist es möglich, dass nach Halsoperationen im Gewebe Einblutungen entstehen, die die Funktion des N. laryngeus recurrens beeinträchtigen. Dies ist jedoch ein Verfahren, das nach dem Ausschluss von Kontraindikationen (es ist darauf zu achten, dass Elektroden nur auf intakte Haut gesetzt werden dürfen) mit dem Arzt im Einzelfall abgesprochen werden muss.

Therapie auf der Ebene der Körperfunktion

Ebene der Körperfunktion

Um die Ebene der Aktivität (Sprechen) zu verbessern, kann es von Nutzen sein, einzelne Körperfunktionen zu verbessern. Sprechen ist eine der komplexesten feinmotorischen Anforderungen an die beteiligten Organe (vgl. Ziegler & Vogel 2010).

Zusammenarbeit einzelner Funktionskreise

Es existieren zahlreiche Wechselbeziehungen der sprech- und stimmbildenden Funktionseinheiten (vgl. Schölderle & Staiger 2017). Aus Studien mit dem LSVT ist z. B. bekannt, dass ein lauteres Sprechen auch artikulatorische Fähigkeiten verbessert (Nebel & Deuschl 2008). Dies kann durch einen therapiebedingten allgemeinen Rückgang der Akinese der Sprech- und Stimmmotorik erklärt werden. Nur so wären auch die beschriebenen Verbesserungen der Mimik und des Schluckens plausibel (LSVT Global 2013).

Jedoch ist ebenso anzumerken, dass ein erhöhter Anblasdruck kleinere Fehler der Artikulationsorgane entschuldigt:

Selbsterfahrung:
„Die Artikulation des Lautes [f] erfolgt durch das Berühren der Unterlippe mit den oberen Schneidezähnen. Bilden Sie ein leises [f]. Heben Sie nun die Unterlippe einen Millimeter von den Schneidezähnen ab. Mit demselben Atemdruck ist nun der Laut unhörbar. Verändern Sie die Artikulationsstellung nicht. Mit einem höheren Atemdruck kann der Laut wieder hörbar gemacht werden."

Der Therapeut stellt aufgrund seiner Kenntnisse und Erfahrungen fest, welche Körperfunktion auf die Aktivität „Sprechen" den größten Einfluss hat.

Körperfunktion Atmung

Therapieziele bei eingeschränkter Atemfunktion

Die Sprechatmung nimmt eine Sonderstellung ein. Sie muss nicht zwangsläufig mit sonstigen Atemfunktionen korrelieren (vgl. Gröne 2009). Atemübungen ohne Sprechaufgaben sind nur in schwersten Fällen gestörter Ventilation sinnvoll (vgl. Ziegler & Vogel 2010, Duffy 2005). Ziele der Therapie sind Atemvertiefung, Aktivierung der primären Atemmuskeln, Ausatemverlängerung sowie Aktivierung der Atemarbeit auf der betroffenen Seite (vgl. Ziegler & Vogel 2010). Prinzipiell kommen Atemübungen zum Einsatz, wie sie in der funktionellen Stimmtherapie verwendet werden. In Zusammenarbeit mit der Physiotherapie kann durch eine verbesserte Körperhaltung nicht nur ein positiver Einfluss auf das Atemvolumen genommen werden, es kommt auch zu einer Eutonisierung der Artikulations- und Kehlkopfmuskulatur (vgl. Kalkhof & Walker 2011).

Therapie der Stimmstörung

Körperfunktion Stimme

Zur Behandlung der Stimme ist in der Diagnostik eine lupenlaryngoskopische Abklärung durch den HNO-Arzt sinnvoll. Hier wird zunächst geklärt, ob die gestörten Tonusverhältnisse der Kehlkopfmuskulatur eine direkte Folge der Grunderkrankung oder eine Fehlkompensation sind. Ferner kann die geschädigte Muskulatur genauer lokalisiert und spezifischer behandelt werden.

Zusammenhang zwischen Atmung, Stimme und Körperhaltung

Es ist darauf hinzuweisen, dass Atmung, Körperhaltung und Stimme eng miteinander verknüpft sind und sich gegenseitig beeinflussen:
Die Kehlkopfspannung muss zur Erzeugung einer guten Stimme immer auf den Atemdruck angepasst sein. Die Atemmuskeln können ihre Arbeit nur bei einer guten Körperhaltung optimal erfüllen. Die Stimmfunktion ist somit auf einen möglichst konstanten Atemdruck angewiesen.

Störungsmöglichkeiten der Stimmmotorik

Eine relativ komplexe Diagnostik und Therapie organisch bedingter Dysphonien wird bei Pahn & Pahn (2000) beschrieben. Danach können drei Nerven für das Vorliegen einer organisch bedingten Stimmstörung verantwortlich sein: N. laryngeus recurrens, N. laryngeus superior und N. hypoglossus, die unterschiedliche Symptomatiken zeigen und unterschiedliche Therapien erfordern.

Häufig wird im Wesentlichen nur auf die Stimmlippenparese als Ursache einer Stimmstörung hingewiesen, da Paresen des N. laryngeus superior und N. hypoglossus nur geringfügige Stimmstörungen verursachen, die jedoch bei Berufssprechern und Sängern eine Bedeutung für das Alltagsleben zur Folge haben können.

Diese Einteilung ergab sich aus Krankheitsbildern, die aus peripheren Nervenschädigungen entstehen. Die Therapie- und Diagnostik kann jedoch auf Stimmstörungen bei schlaffen Dysarthrien übertragen werden.

Stimmlippenparese (schlaffe Dysarthrie)

Die Stimmlippenparese verursacht einen fehlenden oder inkompletten Stimmlippenschluss und führt somit zu einer behauchten leisen Stimme bis hin zur Aphonie. Zusätzlich kommt es nicht selten zur Atemnot unter körperlicher Belastung und Dysphagie. Die Dyspnoe entsteht dadurch, dass sich die paretische Stimmlippe bei tiefen Atemzügen durch den Bernoulli-Effekt an die gesunde Seite annähert und somit die Glottis verschließt. *Um dies nachzuvollziehen, hängen Sie zwei Blatt Papier im Abstand von ca. fünf cm nebeneinander. Blasen Sie nun durch den Spalt. Sie können nun beobachten, wie sich die Papiere aufeinander zu bewegen.*

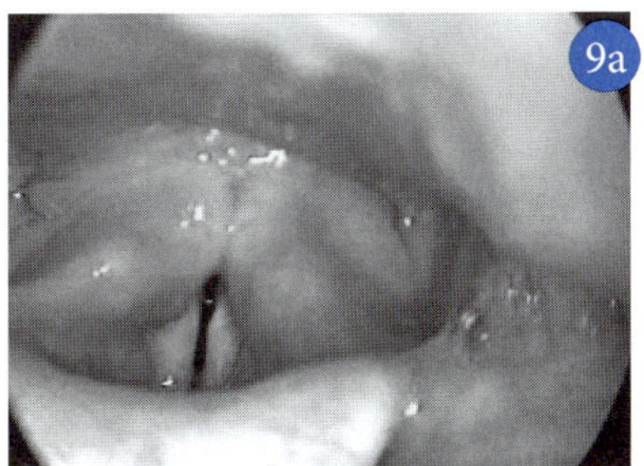

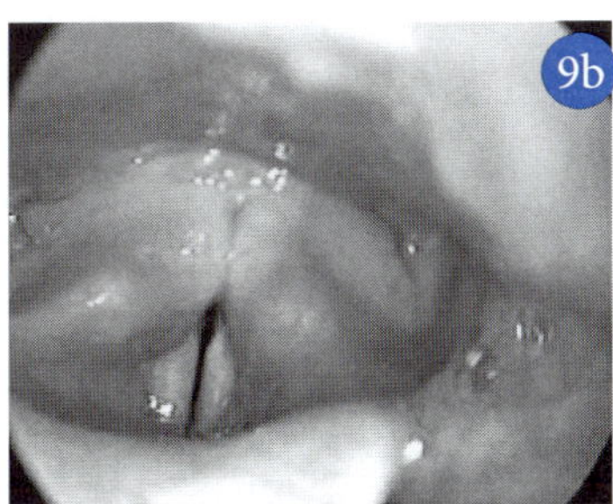

Abb. 9a: *Doppelseitige Stimmlippenparese in Ruhestellung*
Abb. 9b: *Doppelseitige Stimmlippenparese bei Einatmung*

Abb. 9a zeigt eine doppelseitige Stimmlippenparese in Ruhestellung. Die Stimmlippen nähern sich bei tiefen Atemzügen (Abb. 9b) einander an und stellen somit einen Widerstand für die Atmung dar.

Es ist darauf hinzuweisen, dass die Atemnot natürlich bestehen bleiben kann, wenn die Stimmlippenparese durch die häufige Zielsetzung einer Kräftigung der gesunden Stimmlippe nur kompensiert wird.

Empfohlen werden hier neben der Nasalierungsmethode (vgl. Pahn & Pahn 2000) auch Press- und Stoßübungen (Ziegler & Vogel 2010). Pahn & Pahn (2000), Barth (1998), Ptok & Strack (2005) und Kruse (2006) raten, hier zusätzlich mit Elektrostimulation zu therapieren.

Zu erwähnen ist an dieser Stelle noch das LSVT. Es handelt sich hierbei um ein standardisiertes Stimmtraining, das für hypokinetische Dysarthrien entwickelt wurde und dort auch eine relativ gute Wirksamkeit aufweist (Zusammenfassung der Studienlage bei LSVT Global 2013). In ersten

Studien zeigt sich auch eine positive Auswirkung der Therapie auf andere Dysarthrieformen. Primäres Ziel ist hierbei eine lautere Sprechweise, wodurch sich neben der Stimme auch andere Parameter wie Artikulation oder Dysphagie verbessern. Erreicht wird dies durch ein intensives vierwöchiges Training, welches zertifizierten Therapeuten vorbehalten ist. Neben Stimmübungen wird zunächst das laute Sprechen von Wörtern geübt, was in einer vorgegebenen Hierarchie in die Spontansprache übertragen werden soll. Der Nachteil dieser sehr gut evaluierten Methode ist, dass Patienten ohne Stimmstörung unnatürlich laut werden und nach vier Wochen ein Endergebnis erreicht ist, welches mit der Methode nicht mehr verbessert werden kann.

Dauerhafte Phonation (schlaffe Dysarthrie)

An dieser Stelle ist noch die dauerhafte Phonation zu erwähnen, bei der stimmlose Laute stimmhaft gebildet werden. Ziegler et al. (2010) empfehlen die Arbeit mit stimmlosen Konsonanten. Ursache ist hier häufig eine Velumparese, da sich somit die Druckverhältnisse oberhalb der Glottis verändern.

Hyperadduktion (spastische Dysarthrie)

Eine Hyperadduktion der Stimmlippen führt zu einer gepressten Stimme und im Extremfall durch Ermüdung des M. vocalis zur Aphonie (vgl. Ziegler & Vogel 2010).

Als Therapiemaßnahmen werden im Allgemeinen neben Atmung und Körperhaltung tonussenkende Verfahren empfohlen. Duffy (2005) empfiehlt die üblichen Maßnahmen, die auch bei funktionellen Stimmstörungen Anwendung finden.

Ziegler & Vogel (2010) weisen darauf hin, dass Übungen zur Tonhöhen- und Lautstärkenmodulation möglichst immer mit Sprechübungen verbunden sein sollten.

Hier bieten sich auch diverse Smartphone-Apps als Biofeedback an.

Alternative Behandlungsmöglichkeiten zum Thema Stimmstörung mittels der DST finden sich in Teil B des Buches. Die DST ist ein kausales Verfahren, das neben der Stimme auch die Atemnot und Dysphagie verbessern könnte. Evidenzen hierzu fehlen jedoch noch.

Körperfunktion Artikulation

Therapie der Artikulationsstörung

Die Artikulation wird durch eine gute Körperhaltung (vgl. Ziegler & Zierdt 2008) und eine gute (laute) Stimmbildung (LSVT Global 2013) positiv beeinflusst.

Eine Dysarthrie beeinträchtigt hinsichtlich der Artikulation die Funktion des Unterkiefers, der Lippen, der Zunge und des Gaumensegels.

Unterkiefer

Störungen der Unterkiefermotorik

Unterkiefermotorik, Lippen und Zunge beeinflussen sich gegenseitig. Somit kann eine gestörte Kieferkontrolle beim Sprechen auch durch Fehlfunktionen anderer Artikulatoren sekundär bedingt sein (vgl. Ziegler & Vogel 2010).

Für das Sprechen sind die schwebende Okklusion und die Kieferöffnung entscheidend. Beide Stellungen können auch durch Fehlen eines kinästhetischen Feedbacks verfehlt werden. Die für die Kaufunktion ebenfalls vorhandenen lateralen Bewegungen sind zur Behandlung der Dysarthrie eher unwichtig.

Für die Behandlung der Kieferschließer empfehlen Ziegler & Vogel (2010) Übungen gegen Widerstand bei schlaffen Paresen bzw. Dehnung bei Spastiken. Ein etabliertes Hilfsmittel ist hier „Therabite", welches eine kontrollierte Dehnung zulässt. Es wird bei Störungen der Kieferöffnung durch Spastiken der Kaumuskulatur eingesetzt und ermöglicht eine zahnschonende, anatomisch korrekte Bewegung des Unterkiefers.

Die Kieferöffnermuskulatur befindet sich am Mundboden. Ziegler & Vogel (2010) empfehlen Öffnungsübungen in verschiedenen Winkeln, Geschwindigkeiten bzw. gegen Widerstand. Eine Störung der Öffnermuskulatur ist jedoch relativ selten.

In einer Gruppenstudie von Runge (2002) zeigte sowohl die schlaffe als auch die spastische Dysarthrie hochwirksame Verbesserungen der Unterkiefermotorik während des Sprechens. Die Ergebnisse wurden nach Therapie mit physiologischen (nichtsprachlichen) Verfahren (myofunktioneller Therapie [MFT, vgl. z. B. Kittel 1990], propriozeptive neuromuskuläre Fazilitation [PNF vgl. Kabat & Knott 1953], Fazio-Orale-Trakt-Therapie [FOTT vgl. Nusser-Müller-Busch 2011], Orofaziale Regulationstherapie [ORT vgl. Castillo-Morales 1991]) und kombinierter physiologischer und phonetischer (Sprechübungen) Behandlung erzielt. Gemischte Dysarthrien zeigten deutlich schlechtere Ergebnisse unabhängig vom Therapieverfahren. Rein phonetische Übungen bewirkten nur einen geringen Effekt auf die Kiefermotorik schlaffer, spastischer und gemischter Dysarthrien.

Störungen der Lippenmotorik

Lippen

Die Lippen interagieren mit der Kieferbewegung, indem ihre Stellung auf schwebende Okklusion bzw. Kieferöffnung sowie Koartikulationsprozesse angepasst sein muss. Wichtige Bewegungsmuster sind Protusion (Vorstülpen) [f], Lippenschluss [m], Lippenöffnung [a] und Spreizen [i].

Verschiedene Autoren empfehlen, die gestörten Bewegungen durch nonverbale Übungen zu trainieren (z. B. Runge 2002). Ziegler & Vogel (2010) bieten zusätzlich Sprechübungen mit verschiedenen Hilfestellungen und artikulatorischen Kontexten.

In der Gruppenstudie von Runge (2002) zeigten sich physiologische Übungen bei schlaffen Dysarthrien bezüglich der Lippenmotorik beim Sprechen den kombinierten phonetischen/physiologischen Übungen leicht überlegen. Bei spastischen und gemischten Dysarthrien waren beide Behandlungsverfahren gleichwertig. Phonetisch isolierte Übungen waren bei schlaffen, spastischen und gemischten Dysarthrien deutlich weniger wirksam.

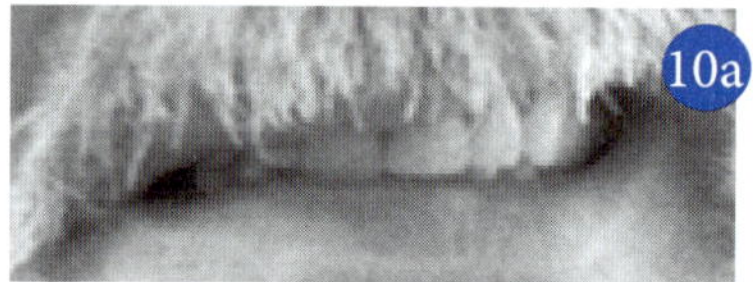

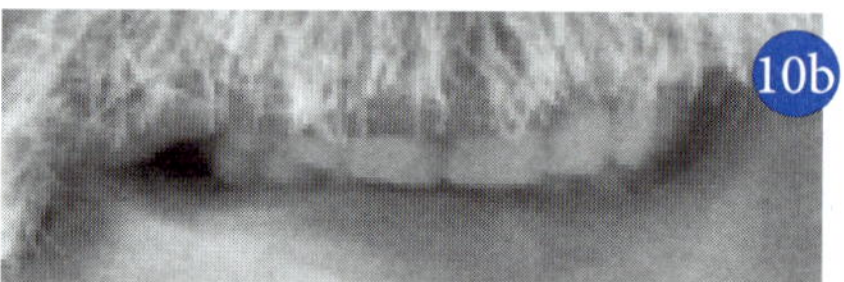

Abb. 10a: *Faciale Parese rechts vor Therapie*
Abb. 10b: *Faciale Parese rechts nach Therapie*

Die obigen Bilder zeigen das Spreizen der Lippen vor (Abb. 10a) und nach (Abb. 10b) der Therapie.

Störung der Zungenmotorik

Zunge

Die schwerwiegendsten artikulatorischen Defizite bei Dysarthrie entstehen meist durch eine Störung der Zungenmotorik. Über 70 % der Sprachlaute im Deutschen werden mit Beteiligung der Zunge gebildet. Ziegler & Vogel (2010) empfehlen, nur Zungenbewegungen zu trainieren, die für das Sprechen maßgeblich sind. Hier sind v. a. Elevation (Hebung) der Zungenspitze, Protusion (Vorstrecken) bis an die Zähne, Hebung der Zungenränder und Hebung des Zungenrückens zu nennen.

In der Gruppenstudie von Runge (2002) waren physiologische und kombiniert physiologisch/phonetische Übungen den rein phonetischen Übungen bei schlaffen, spastischen und gemischten Dysarthrien überlegen.

Störung der Velummotorik

Gaumensegel

Das Velum (Gaumensegel) trennt bei Anhebung den Nasenraum ab. Es kann bei den meisten Patienten wie auch bei Gesunden außerhalb der sprechmotorischen Intention nicht willkürlich gehoben werden. Gelingt diese Bewegung nicht mehr oder nur unvollständig, kommt es zur Rhinophonia aperta (offenes Näseln). Zusätzlich kommt es durch Veränderung der Druckverhältnisse oberhalb der Glottis zu einem dauerhaften Phonieren, was eine stimmhafte Bildung stimmloser Laute zur Folge hat.

Zwar gibt es viele Vorschläge zu nonverbalen und verbalen Übungen (vgl. Klunker-Jäger & Rätzer 2015), wie Pusten, Wangenaufblasen und Produktion von Plosiven, jedoch ist der Erfolg solcher Übungen fraglich. Runge (2002) führte mehrere Behandlungsversuche mit verbalen und nonverbalen Übungen durch, jedoch blieb der Erfolg bei schlaffen, spastischen und gemischten Dysarthrien gering.

In einem Einzelfall konnten wir nach 24 Sitzungen von jeweils 30 Minuten (4x/Woche) durch Elektrostimulation des Velums in Verbindung mit Sprechübungen eine Verbesserung der Motorik und des Sprechens erzielen.

Kompensatorisches Arbeiten am Sprechen

Aktivität: Sprechen

Viele Dysarthrien können durch Reduktion der Sprechgeschwindigkeit wesentlich kompensiert werden (vgl. Yorkston et al. 1990, Hustad & Sassano 2002). Der Aufbau einer Hierarchie, z. B. langsames Sprechen einzelner Wörter und Sätze, Lesen von Texten, freie Rede etc., erweist sich jedoch häufig als schwierig. Dass dauerhafte Veränderungen im Sprechen nur selten beibehalten werden können, zeigt sich schon in der Stottertherapie. Viele Ansätze der Fluency Shaping Therapie misslingen, da der Betroffene eine Sprechhilfe zwar erlernt, sie jedoch häufig nicht dauerhaft in den Alltag übertragen kann (vgl. Natke & Alpermann 2000). Die Anforderung an Dysarthriepatienten ist hier noch höher einzuschätzen, da sie in der Regel deutlich älter sind und aufgrund einer Hirnschädigung noch zusätzliche kognitive Beeinträchtigungen haben können. In schweren Fällen, v. a. beim Parkinsonsyndrom mit pathologisch erhöhter Sprechgeschwindigkeit, werden z. T. Pacingboards eingesetzt. Es handelt sich dabei um tragbare Brettchen mit Erhebungen, über die mit dem Finger gestrichen wird. Es entsteht so ein Takt, der dem Patienten eine Geschwindigkeit für silbisches Sprechen vorgeben kann.

Es finden sich auch zahlreiche Hilfsmittel auf dem Markt, z. B. schriftbasierte Sprachausgabegeräte. Diese enthalten eine Tastatur, mit deren Hilfe ein Patient kommunizieren kann. Da die Körpermotorik nicht selten mitbetroffen ist und Betroffene nicht in der Lage sind, zu tippen, finden sich verschiedene Adaptionen, z. B. die Auswahl von Buchstaben über eine Mundsteuerung oder über die Augensteuerung (z. B. Tobii).

Teilhabe ermöglichen

Partizipation

Es ist die wichtigste Aufgabe einer Therapie, die Teilhabe am Alltagsleben zu ermöglichen. Weicht die Sprechfähigkeit noch vom prämorbiden Niveau ab, zeigen viele Patienten Scham und auch Angst vor Alltagssituationen. Erlernte Techniken (z. B. langsames Sprechen), aber auch ein verständliches, jedoch nicht unbedingt perfektes Sprechen sollten im Alltag angewendet werden, damit die Therapie Erfolg zeigt.

Das Aufsuchen von Alltagssituationen (Telefonieren, Sprechen mit Fremden, Einkaufen) sollte Bestandteil der Therapie sein.

Die AOT (Alltagsorientierte Therapie) nach Götze & Höfer (1999) bietet zahlreiche Möglichkeiten und Beispiele, um alltagsnahe Leistungen zu trainieren. Sie entstand aus der Beobachtung, dass zahlreiche Patienten während ihres Rehaaufenthaltes zwar deutliche Fortschritte im Bereich von Einzelfunktionen erfahren haben, sich diese jedoch nur im geringen Maße auf die Partizipation auswirkten. Diese Therapieform benötigt eine gute Abstimmung zwischen den einzelnen Therapiedisziplinen, da eine gestörte Alltagsleistung (z. B. Einkaufen) an mehreren gestörten Aktivitäten scheitern kann (Laufen, Sprechen, Bewegen der Arme).

Selbsthilfegruppen bieten eine hervorragende Möglichkeit der Partizipation. Leider existieren kaum Angebote für Menschen mit Dysarthrie. Eine mögliche Lösung für dieses Problem wäre die Mitgliedschaft in einer Gruppe für Aphasiker. Trotz des anderen Störungsbildes bieten diese Gruppen auch für von Dysarthrie Betroffene Vorteile. Wenn ein Patient aufgrund einer erworbenen Kommunikationsstörung soziale Kontakte meidet, ist es zunächst einfacher, vor Personen zu sprechen, die gleiche oder zumindest ähnliche Probleme haben. Wenn die Gruppe Ausflüge macht, wird ein guter Gruppenleiter Kommunikationssituationen erzeugen und zunächst diejenigen sprechen lassen, die nicht mehr unter Sprechängsten leiden. So wird z. B. zum Mittagessen ein Restaurant aufgesucht, und jeder erhält die Aufgabe, selbst etwas zu bestellen. Wenn fünf Personen mit nicht perfekter Sprache ihren Essenswunsch geäußert haben, fällt es dem sechsten leichter, vor allem, wenn die Kommunikation funktioniert hat und keine negativen Folgen auftraten.

Sprechängste werden somit abgebaut, was einen positiven Einfluss auf die Dysarthrie haben kann. Eine Person mit Dysarthrie, die unter Angst spricht, wird gelernte Techniken nicht anwenden können und ihr Sprechtempo steigern, was sich dann wiederum negativ auf die Verständlichkeit auswirkt. Solche negativen Erfahrungen verstärken wiederum die Sprechängste, es entsteht ein Teufelskreis, den es zu durchbrechen gilt.

Es ist wichtig, einen Patienten über diesen Mechanismus aufzuklären, damit er eine solche Therapie besser annimmt. Vielen ist unerklärlich, dass verschiedene Sprechsituationen Einfluss auf die Verständlichkeit haben. Es scheint jedoch plausibel, wenn man folgendes Beispiel wählt: *Etwas, was man nicht gut kann, wird unter Stress nicht unbedingt besser. Sehen Sie sich die drei einfachen Bilder zur Bedienung auf einem Feuerlöscher an. Eigentlich einfach zu verstehen. Glauben Sie, das ist genauso einfach, wenn es brennt?*

Die Rolle des Gesprächspartners

Unterstützung und Beziehung

Für eine gelingende Kommunikation sind alle Teilnehmer in einem Gespräch verantwortlich. Viele Patienten stehen nach ihrer Erkrankung nicht mehr im Berufsleben. Soziale Kontakte zu Freunden brechen häufig ab, wenn der Patient schwer betroffen bleibt. Lebenspartner und Familie können geschult werden, um eine gelingende Kommunikation zu ermöglichen. Sie sollten Kommunikationshilfen und Sprechtechniken akzeptieren und bei Nichtverstehen des Gesagten auf andere Strategien ausweichen. Der Gesprächspartner sollte keinen Stress aufkommen lassen und mit Geduld dazu beitragen, dass Geäußertes einen möglichst hohen kommunikativen Wert erhält.

5 Ausgangspunkt der Dys-SAAR-thrietherapie (DST)

Es gibt mit dem LSVT ein relativ gut evaluiertes Verfahren zur Behandlung von dysarthrischen Stimmstörungen, welches sich auch auf artikulatorische Prozesse positiv auswirkt. Dieses ist jedoch nach vier Wochen beendet und es gibt keine weiteren Hilfen, sollte das gewünschte Ergebnis noch nicht erreicht sein.

Bei den Formen der hypokinetischen Dysarthrie ist das LSVT aufgrund der Evidenzlage die Methode der ersten Wahl. Zwar gab es schon positive Versuche, dieses Verfahren auf andere Dysarthrieformen (vgl. LSVT Global 2013) zu übertragen, die Beweislage ist hier jedoch noch nicht ausreichend. Es ist somit fraglich, ob bei Paresen des N. recurrens z. B. nach Hirnstamminfarkt andere Therapieformen, für die ebenfalls Evidenzen vorliegen (vgl. Ptok & Strack 2005, Barth 1998), nicht vorzuziehen sind, da hier auch bei den einfachsten Stimmübungen des LSVT die Aphonie zumindest primär nicht überwunden werden kann.

Indikation der DST

Ferner existieren auch Dysarthrien ohne oder nur mit geringfügiger Stimmstörung, bei denen eine Erhöhung der Sprechlautstärke als unnatürlich empfunden werden würde.

Die Therapie der Artikulationsstörung, die in vielen Fällen das Gros der Dysarthrie ausmacht (vgl. Nicola et al. 2004), richtet sich im besten Falle nach dem Wissen darüber, wie Sprechen physiologisch erzeugt wird (vgl. Ziegler & Vogel 2010). Sie versucht, Fehler im Bewegungsablauf zu korrigieren. Evidenzen liegen hierfür, wenn überhaupt, nur in äußerst geringem Maße vor.

Entscheidungsträger und Betroffene erwarten von der logopädischen Therapie einen Erfolg. Er hängt von den Ursachen (z. B. degenerativ, vaskulär, traumatisch oder andere), vom Schweregrad und den Kontextfaktoren (Sprechanforderungen für die Teilhabe im gewohnten Umfeld) ab. Darüber hinaus wird der Erfolg wesentlich von der diagnostischen und therapeutischen Herangehensweise beeinflusst. Die DST bietet hier einen neuen Weg der Behandlung von akuten und chronischen neurogenen Sprechstörungen an, die auf eine neuromuskuläre Beeinflussung über ein Üben im richtigen Zeittakt setzt.

Ziele

Ziel der Entwicklung der DST war es, eine Behandlungsform zu finden, mithilfe derer es gelingt, die Artikulation deutlich zu verbessern.

Es sei angemerkt, dass dabei direkte Übungen vor allem auf der Ebene der Partizipation nicht ausbleiben dürfen. Ebenso sollte eine Behandlung von Atmung, Stimme, Velum und Körperhaltung erwogen werden.

Die DST entwickelte sich über mehrere Jahre und wurde ständig modifiziert und erweitert. Sie beginnt mit einer Diagnostik der Artikulationsmotorik, um die gestörten Artikulatoren ausfindig zu machen.

Die Artikulationsmotorik wird hierbei nur beim Sprechen beobachtet, da eine verbesserte Verständlichkeit das Hauptziel ist. Voraussetzung hierfür ist natürlich eine noch teilweise intakte Motorik: Eine jeweils grobe Zungen-, Kiefer- und Lippenmotorik muss erhalten sein, was jedoch bei den meisten Patienten der Fall ist. Eine in der Praxis relativ selten vorkommende, schwer gestörte Velumfunktion stellt ebenfalls ein Problem dar, da Artikulationsbewegungen auditiv nicht mehr optimal beurteilt werden können.

Eine vorbereitende Therapie zur Anbahnung grober Beweglichkeit erachten wir nur in schwersten Fällen als sinnvoll.

Diagnostische Empfehlungen

Aus Fehlermustern in der motorischen Diagnostik lassen sich Rückschlüsse auf Dysarthrieformen und somit den Ort der Hirnläsion ziehen.

Zusätzlich kann die Erfassung der Verständlichkeit sinnvoll sein, da diese das Therapieziel ist. Hierzu schlagen wir die in den folgenden Kapiteln erwähnte Zürcher Telefondiagnostik vor, die den Vorteil bietet, dass Laien die Verständlichkeit beurteilen. Es wurden jedoch keine Daten zu Testgütekriterien erhoben. Alternativ empfehlen wir das MVP (vgl. Nowack et al. 2009), da dieses Verfahren statistisch abgesichert wurde. Veränderungen in der Verständlichkeit lassen sich hier gut dokumentieren, wenn auch in einem eher künstlichen Setting.

Die DST eignet sich zur Behandlung von spastischen, schlaffen und ataktischen Dysarthrien, wie eine kleine Gruppenstudie in den folgenden Kapiteln zeigen wird.

Sie stellt eine Kombination verschiedener Verfahren dar und berücksichtigt die Erkenntnisse über verschiedene Formen der Intensivtherapie aus anderen Bereichen neurologischer Erkrankungen (z B. CIAT, vgl. Pulvermüller & Berthier 2008).

Wir gehen davon aus, dass für den Erfolg einer Therapie der Dysarthrie eine hohe Therapiefrequenz, Shaping (kontinuierliche Steigerung des Schwierigkeitsgrades) sowie ein spezifisches, auf den Patienten und seine Erkrankung optimal angepasstes Training notwendig sind, um einen Erfolg zu erzielen.

Wir verwenden zusätzlich Elektrostimulation, da die positiven Effekte auf Motorik und Sensibilität aus dem Bereich der Dysphagie in vielen Studien belegt wurden (Zusammenfassung bei Kroker & Lawinger 2009).

Zusammenfassend glauben wir, mit der **D**ys-**S**AAR-thrie**t**herapie ein Instrument vorzustellen, das für viele von Dysarthrie betroffene Menschen optimal geeignet ist, Artikulationsstörungen wirksam zu behandeln.

Teil B

Praxis der **D**ys-**S**AAR-thrie**t**herapie

Teil B: Praxis der Dys-SAAR-thrietherapie

Nachdem Teil A darüber informierte, wie dysarthrische Störungen mit der zeitlichen Planung zusammenhängen, welches Wissen hinsichtlich Symptomatik besteht und welche Diagnose- und Therapieverfahren es bereits gibt, werden Sie mit Teil B in die Lage versetzt, die **D**ys-**S**AAR-thrie**t**herapie (DST) auf der Grundlage einer korrespondierenden Diagnostik (**D**ys-**S**AAR-thrie**d**iagnostik [DSD]) durchzuführen. Wir verstehen diese Therapieform als zusätzliches Angebot in der therapeutischen Landschaft, die den Kanon der Maßnahmen nach Bedarf ergänzen kann. In diesem Sinne fällt es Therapeuten, die auf einem Routineniveau arbeiten, leichter, einen Einstieg zu finden.

Wir gehen davon aus, dass es einen Bedarf gibt, neue Impulse in der Dysarthrietherapie umzusetzen.

6 Dys-SAAR-thriediagnostik (DSD)

Die DSD ist ein informelles Instrument zur Planung der **D**ys-**S**AAR-thrie**t**herapie. Klassifikation oder Schweregradbestimmung ist nicht das primäre Ziel der DSD.
Die DSD identifiziert in einem ersten Schritt den gestörten Bewegungsablauf im Bereich der Artikulation. Atmung und Stimme liegen nicht im Fokus der DSD, da sich die Therapie auf die Möglichkeiten der Verbesserung im Bewegungsablauf im Bereich der Artikulation bezieht. Ist eine Störung der Atmung eine begleitende oder dominierende Erscheinung der Symptomatik, sollte dies mit einem anderen Verfahren abgeklärt werden. Kurze Eindrücke werden allerdings in der DSD notiert. Das Gleiche gilt für eine begleitende Stimmstörung; genauere Kriterien der Beurteilung finden sich beispielsweise im FDA–2 (Enderby & Palmer 2012), in UNS (Breitbach-Snowdon 2003) oder in den BoDyS (Ziegler et al. 2015).

Die Übertragung des Therapiekonzeptes auf die Stimmfunktion wird zum späteren Zeitpunkt noch diskutiert. So könnte es ebenfalls sinnvoll sein verschiedene Stimmeinsätze (z. B. hart, weich, behaucht) mit dem Metronom zu trainieren, die Indikation ist hier jedoch noch nicht vollständig klar, da empirische Daten fehlen.

In einem zweiten Schritt wird die Verständlichkeit in einer alltagsnahen Situation bewertet. Dies ist wichtig für die Ausgangslage und für die Beurteilung einer Zwischen- bzw. Abschlussbilanz nach Intervention. Ein befriedigendes Therapieergebnis misst sich an alltagsrelevanten Therapieeffekten.

Aufbau der DSD

Die auf die korrespondierende Therapieform DST ausgerichtete informelle Diagnostik der Dysarthrie DSD folgt folgendem Aufbau:

A. Personendaten,
B. Beurteilung der artikulationsrelevanten Motorik,
C. Beurteilung der Atmung,
D. Beurteilung der Stimme,
E. Klassifizierung der Bewegungsstörung mit den drei prototypischen Test-CCV-Verbindungen,
F. Verständlichkeitsbewertung I: Äußerungen am Telefon,
G. Verständlichkeitsbewertung II: Einschätzung des Gesprächspartners,
H. Festlegung der Art der Elektrostimulation,
I. Ziele und Therapieplan.

Den informellen Beurteilungsbogen der DSD finden Sie im Anhang. Sie können ihn auch im Internet unter www.dysaarthrie.com abrufen.

Durchführung Teil A

Zunächst werden die persönlichen Daten des Patienten aufgenommen. Sie ersetzen aber nicht die Anamnese (Krankheitszusammenhänge und Krankheitsgeschichte) und die Erfassung des Sprachkontextes (Sprachsozialisation, Sprechanforderung, Sprechaktivitäten, wichtige Stationen der Teilhabe über lautsprachliche Kommunikation).

Name: ____________________ Vorname: __________________ geb.: __________________

Medizinische Diagnose: ____

Erkrankungsbeginn: ____

Teile B/C/D

Es folgen eine orientierende Dokumentation über nichtsprachlich intendierte Bewegungen der Artikulationsorgane (B) sowie eine kurze Einschätzung von Atmung (C) und Stimme (D). Sollten hier deutliche Einschränkungen bestehen, so ist die Indikation zur DST zu überdenken. Die Voraussetzung der DST ist unter anderem, dass der Patient in der Lage sein muss, mehrere CCV-Verbindungen stimmhaft auf eine Ausatmung zu sprechen, außerdem sollten Zunge und Lippen nicht vollständig paretisch sein.

Überprüfung der Artikulationsorgane

Teil B: Überprüft wird bei der Zunge das Herausstrecken. Dies ist zwar keine sprechrelevante Bewegung, jedoch können schwere Hypoglossusparesen gut erkannt werden. Eine Hebung der Zungenspitze wäre aussagekräftiger, dies fällt jedoch bei nichtsprachlich intendierten Aufgaben vielen Patienten schwer. Bei schweren Schädigungen weicht die Zunge deutlich zur betroffenen Seite ab oder kann gar nicht bewegt werden. Die Durchführung der DST ist nicht möglich, wenn die Zunge komplett paretisch ist.

- **Anweisung**: *„Strecken Sie bitte die Zunge heraus.“*

Die Lippen sollten gespitzt und breitgezogen werden können. Bei schweren Paresen können die Lippen nicht luftdicht gespitzt und die Wangen nicht aufgeblasen werden. Die Zähne werden beim Spreizen der Lippen nur auf der nichtbetroffenen Seite sichtbar. Können die Lippen nicht luftdicht geschlossen werden, müssen ggf. Abstriche bei der Test-CCV-Verbindung [bla] gemacht werden.

- **Anweisung:** *„Bitte spitzen Sie die Lippen. Nun blasen Sie die Wangen auf. Jetzt zeigen Sie bitte Ihre Zähne."*

Der Kiefer sollte geschlossen und geöffnet werden können. Der Kieferschluss kann schon bei der obigen Aufforderung „Zähne zeigen" mitbeurteilt werden. Zur Kieferöffnung wird der Patient gebeten, den Mund zu öffnen. Die Kieferöffnung kann jedoch auch über die Aufforderung „Zunge herausstrecken" beurteilt werden. Sollte die Kiefermotorik das Hauptproblem sein (was selten der Fall ist), würde nur eine komplette Unbeweglichkeit der DST im Wege stehen. Kleine oder nur sehr langsam mögliche Bewegungen können mit der DST beeinflusst werden.

- **Anweisung:** *„Bitte öffnen Sie den Mund."*

Zunge:
- Zunge herausstrecken: ....

Lippen:
- Spitzen: ....
- „Zähne zeigen": ....

Kiefer:
- Kieferschluss: ....
- Kieferöffnung: ....

Atmung

Teil C: Die Atmung ist beim Sprechen (Aufnahme der Anamnese) zu beurteilen. Wichtig ist hier, dass das Atemvolumen ausreichend ist. Wenn dies nicht der Fall ist, tritt eine deutliche Stimmstörung ein. Der Patient atmet oft während des Sprechens ein oder spricht sehr langsam. Zusätzlich kann die Tonhaltedauer auf einen stimmlosen Frikativ, z. B. [ʃ] getestet werden. Bei Zeiten von deutlich unter 3 Sekunden ist die DST wahrscheinlich nicht durchführbar. (Das Sprechen von mindestens 4–5 CCV-Verbindungen auf eine Ausatemphase sollte möglich sein).

- **Anweisung:** *„Versuchen Sie bitte ein [ʃ] zu sprechen und möglichst lange zu halten. Ich mache es Ihnen vor ..."*

Ausatemdauer auf [ʃ]: ....

Atmung beim Sprechen: ....

Stimme

Teil D: Die Stimme wird beim Sprechen beurteilt. Zusätzlich kann die Tonhaltedauer auf den Vokal [a] getestet werden. Ist diese deutlich schlechter als bei [ʃ], liegt eine Stimmlippenparese nahe. Die Tonhaltedauer sollte aus oben genannten Gründen 3 Sekunden nicht deutlich unterschreiten.

- **Anweisung:** *„Versuchen Sie bitte ein [a] zu sprechen und möglichst lange zu halten. Ich mache es Ihnen vor ..."*

Tonhaltedauer auf [a]: ....

Stimme beim Sprechen: ....

Teil E

Teil E ist das Kernstück der sprechmotorischen Diagnostik der DSD.

Grundlagen der sprechmotorischen Diagnostik

Der Grundgedanke der Untersuchung und Therapie ist, dass nahezu jede Person mit Dysarthrie ihre Deutlichkeit wesentlich verbessern kann, wenn sie langsamer spricht. Ziel der Diagnostik ist es, die sprechmotorischen Einschränkungen von Zunge, Kiefer, Lippen und Gaumensegel unter kontrollierten Bedingungen sichtbar zu machen. Es wird also gemessen, in welcher Geschwindigkeit Sprechbewegungen gerade noch möglich sind. Wir nennen dies den artikulatorischen Schwellenwert, der als beats per minute (bpm) ausgedrückt werden kann (beispielsweise 120 bpm).

Für die Prüfung mittels DSD wurden jene vier Konsonantencluster mit Vokal ausgewählt, die im Deutschen aufgrund der koartikulatorischen Anforderungen bei einer präzisen Realisierung die intakte Artikulationssteuerung bzw. Gaumensegelfunktion voraussetzen:

- [ʃla], alveolar – alveolar,
- [kla], velar – alveolar,
- [bla], labial – alveolar,
- [amp], nasal – oral.

Durchführung

Für diesen Teil der Diagnostik ist der Einsatz eines Metronoms erforderlich. Gemessen werden die Artikulationsgenauigkeit und das Im-Takt-Bleiben bei prototypischen CCV-Verbindungen. Das Metronom wird zunächst auf 100 beats per minute (100 bpm) eingestellt. Der Proband produziert die vorgegebenen CCV-Verbindungen unter Wahrung des Zeittaktes. Beim dysarthrischen Patienten können sich sowohl Verlangsamungen als auch eine artikulatorische Ungenauigkeit zeigen. Ziel ist die Ermittlung der Schwelle, auf der die vorgegebene CCV-Verbindung gerade noch korrekt produziert werden kann, um auf dieser Stufe das Sprechbewegungstraining der DST anzusetzen. Um diese Schwelle zu finden, kann der Metronomtakt zunächst in Zehnerschritten und später in Fünferschritten geändert werden, bis man sich an die persönliche Grenze des Patienten herangetastet hat. Der Metronomtakt wird von 80 bpm bis maximal 208 (bei [ʃla], [bla] und [kla]) bzw. 180 (bei [amp]) gesteigert. Die Minimalwerte von 80 bpm können nur mit wenigen Patienten unterschritten werden, da es erfahrungsgemäß den meisten sehr schwerfällt, sehr langsame Takte zu halten. Eine Therapie unterhalb von 80 bpm ist nur mit sehr musikalischen Patienten möglich. Die Maximalwerte von 208 bzw. 180 bpm stammen aus einer eigenen informellen Untersuchung mit 10 Sprechgesunden (Angehörige von Personen mit Dysarthrie) und stellen die jeweils niedrigste Leistung aus dieser Untersuchung dar.

Bei Patienten, denen es schwerfällt, den Takt zu halten, kann es helfen den Takt mit ihrer Hand – ggf. durch den Therapeuten geführt – mitzuklopfen oder die CCV-Verbindung anfangs mitzusprechen.

- **Anweisung Teil E:**

  T: *„Wir möchten nun die Geschwindigkeit Ihrer Zunge und Lippen messen: Versuchen Sie bitte einmal die Silbe [bla] zu sprechen.“*

  P: *„[bla].“*

  T: *„Gut und jetzt versuchen Sie das bitte mal in dem Takt, den ich Ihnen vorgebe.“*
  (Der Therapeut stellt das Metronom auf 100 bpm).

  P: *„[blablablablablabla].“*

  T: *„Vielen Dank. Jetzt versuchen wir es noch mal etwas schneller.“*
  (Der Therapeut stellt das Metronom auf 110 bpm).

  P: *„[blabablabablababab].“*

  T: *„Haben Sie bemerkt, dass hier schon ein paar [l] gefehlt haben? Wir versuchen es noch mal etwas langsamer.“*
  (Der Therapeut stellt das Metronom auf 105 bpm)

  P: *„[blablablablablabla].“*

  T: „Das klang noch gut.“

Der Therapeut notiert 105 bpm als maximale Geschwindigkeit für die CCV-Verbindung [bla]. Gleichzeitig notiert er, in welcher Weise bei der Geschwindigkeit von 110 bpm die Sprechmotorik des Patienten versagte. In diesem Fall bestand die Störung in einer Auslassung des [l] bei der CCV-Verbindung [bla] bei 110 bpm, hervorgerufen durch reduzierte Zungenspitzenhebung beim Laut [l].
In gleicher Weise wird im Anschluss mit den CCV-Verbindungen [kla], [ʃla] und [amp] verfahren.

Auswertung

Die Beurteilung der CCV-Realisation erfolgt unter Tempo- bzw. Präzisionsaspekt (Teil E), gleichzeitig wird die Art und Weise einer dysarthriebedingten Fehlrealisierung qualitativ über Kriterien beschrieben.

Identifikation der Bewegungsstörung

1. Spastische Fehlreaktion: Die CCV-Verbindung wird ab der gemessenen Grenze vereinfacht. Es findet eine Reduktion ([ʃla] → [ʃa]) statt. Zur Absicherung: Bei der spastischen Dysarthrie wird die CCV-Verbindung [ʃla] fast immer deutlich schwerer gestört sein als [bla] oder [kla]. Spastische Dysarthrien, die durch eine bilaterale Hirnschädigung entstanden sind, zeigen manchmal eher die Symptomatik einer schlaffen Dysarthrie. Eingetragen wird im Teil E der DSD die maximale Frequenz, mit der die Silbe noch problemlos produziert werden konnte.
2. Des Weiteren werden der betroffene Laut notiert (meist [l]) und auf welche Art und Weise die dazugehörige CCV-Verbindung (meist [ʃla]) fehlgebildet wurde (zumeist fehlende Zungenspitzenhebung) notiert.
3. Schlaffe Fehlreaktion: Neben den oben beschriebenen Reaktionen kommt es zusätzlich zu Ermüdungserscheinungen (myasthene Reaktionen). Wird der Patient aufgefordert die CCV-Verbindung auf seiner persönlichen Schwelle im Takt zu halten, kommt es bereits nach 5-10 Wiederholungen zu Ermüdungsreaktionen und in der Folge zu einer Vereinfachung. Bei leichteren Störungen kann dieses Phänomen in seltenen Fällen ausbleiben. Zur Absicherung: [ʃla] ist etwas stärker gestört als [bla] und [kla]. Die beiden letzteren CCV-Verbindungen zeigen jedoch ebenso deutliche Ausfälle. Die Reduktion muss hier nicht zwangsläufig die Zungenspitzenhebung (Laut [l]) betreffen, sie kann sich auch an anderen Lauten zeigen. *Der beeinträchtigte Laut wird im DSD Teil E unter dem Punkt myasthene Reaktion eingetragen:*
   - *mit der maximalen Frequenz, in der die CCV-Verbindung noch problemlos produziert wurde (in bpm),*
   - *ggf. die Art der Bewegungsreduktion (z. B. Lateralisierung, fehlende Hebung)*
   - *sowie die Anzahl der unbeeinträchtigten Wiederholungen auf der genannten Frequenz.*
   - *Der erhaltene Laut der vereinfachten CCV-Verbindung wird als unbeeinträchtigt dokumentiert.*
4. Ataktische Fehlreaktion: Steigert man den Metronomtakt über die persönliche Grenze des Patienten, kommt es nicht, wie zuvor beschrieben, zu Vereinfachungen. Die CCV-Verbindung bleibt artikulatorisch ohne Beanstandung, jedoch wird sie nicht mehr im

vorgegebenen Tempo produziert. Zur Absicherung: [bla] und [kla] können stärker als [ʃla] gestört sein, die Unterschiede sind jedoch meistens gering. *Im DSD Teil E wird nur die maximale Wiederholfrequenz für das entsprechende Cluster unter dem Punkt ataktische Reaktion eingetragen. Die Einzellaute werden dann nicht beurteilt, da sie ja per Definition unbeeinträchtigt artikuliert werden.*

Identifikation des gestörten Artikulators

Neben der Art der motorischen Fehlreaktion ist bei paretischen Dysarthrien (spastische und schlaffe Formen) auch der gestörte Artikulator zu identifizieren:

CCV-Verbindung [ʃla]:

- Die häufigste Fehlreaktion bei paretischen Dysarthrien ist die fehlende oder unzureichende Hebung der Zunge beim Laut [l], was dazu führt, dass dieser ausgelassen wird. In einigen Fällen wird das [l] lateralisiert, wobei es bei der Zungenhebung zu einer Abweichung der Zunge zur betroffenen Seite kommt. Dies geschieht durch ein Ungleichgewicht des linken und rechten Zungenstreckers (M. genioglossus), wobei die Zunge auf der gesunden Seite stärker verlängert wird und somit zur betroffenen Seite abweicht. Zwar verursacht dies nur minimale Unschärfen bei der CCV-Verbindung [ʃla], bewirkt aber bei feinmotorisch anspruchsvolleren CCV-Verbindungen (z. B. [ist]) eine hörbare Veränderung.
- Nur selten kommt es bei der CCV-Verbindung [ʃla] zu einer Auslassung oder Veränderung des Lautes [ʃ]. Hier ist zu diagnostizieren, ob eine gestörte Kieferbewegung vorliegt. Die Störung besteht dann in der Regel darin, dass der Kiefer bei der schwebenden Okklusion nicht eng genug geschlossen wird. Ist das nicht der Fall, ist von einer unzureichenden sagittalen Rinnenbildung der Zunge auszugehen, die aber bei einem normalen Zahnstand visuell nicht auszumachen ist.
- Eine Störung des [ʃ] in der CCV-Verbindung [ʃla] kommt fast ausschließlich bei schlaffen Dysarthrien vor.

[ʃla]:

- [ ] CCV-Verbindung unbeeinträchtigt
- [ ] Ataktische Reaktion bei ____ bpm

– **[ʃ]:**

- [ ] [ʃ] unbeeinträchtigt
- [ ] Lippenausformung unvollständig bei _____ bpm
- [ ] Myasthene Reaktion bei _____ bpm nach _____ Wiederholungen (schlaffe Reaktion)
- [ ] Kieferschluss unvollständig bei _____ bpm
- [ ] Myasthene Reaktion bei _____ bpm nach _____ Wiederholungen (schlaffe Reaktion)
- [ ] Sagittale Rinnenbildung unvollständig bei _____ bpm
- [ ] Myasthene Reaktion bei _____ bpm nach _____ Wiederholungen (schlaffe Reaktion)
- [ ] Sonstiges ....

– **[l]:**

- [ ] Zungenhebung unbeeinträchtigt
- [ ] Zungenhebung unvollständig bei _____ bpm (spastische Reaktion)
- [ ] Dauerhafte Lateralisierung
- [ ] Lateralisierung bei _____ bpm
- [ ] Myasthene Reaktion (Zungenhebung) bei _____ bpm nach _____ Wiederholungen (schlaffe Reaktion)
- [ ] Myasthene Reaktion (Lateralisierung) bei _____ bpm nach _____ Wiederholungen (schlaffe Reaktion)
- [ ] Sonstiges ....

CCV-Verbindung [bla]:

- Eine hörbare Störung dieser CCV-Verbindung kommt bei spastischen Dysarthrien durch einseitige Hirnläsion praktisch nicht vor. Bei dieser CCV-Verbindung sollte die Aufmerksamkeit auf einen guten Lippenschluss beim [b] gerichtet werden. Beim [l] sollte auf fehlende Hebung und Lateralisierung geachtet werden. Bei ataktischen Dysarthrien ist es manchmal die am schwersten betroffene CCV-Verbindung, da zwei Artikulatoren koordiniert werden müssen.

[bla]:

- ☐ CCV-Verbindung unbeeinträchtigt
- ☐ Ataktische Reaktion bei ______ bpm

– **[b]:**

- ☐ Lippenschluss unbeeinträchtigt
- ☐ Lippenschluss unmöglich
- ☐ Lippenschluss unvollständig bei _____ bpm
- ☐ Myasthene Reaktion bei _____ bpm nach _____ Wiederholungen (schlaffe Reaktion)
- ☐ Sonstiges ....

– **[l]:**

- ☐ Zungenhebung unbeeinträchtigt
- ☐ Zungenhebung unmöglich
- ☐ Zungenhebung unvollständig bei _____ bpm (spastische Reaktion)
- ☐ Dauerhafte Lateralisierung
- ☐ Lateralisierung bei _____ bpm
- ☐ Myasthene Reaktion (Zungenhebung) bei _____ bpm nach _____ Wiederholungen (schlaffe Reaktion)
- ☐ Myasthene Reaktion (Lateralisierung) bei _____ bpm nach _____ Wiederholungen (schlaffe Reaktion)
- ☐ Sonstiges ....

CCV-Verbindung [kla]:

- Beurteilt wird beim [k] der luftdichte Abschluss des Zungenrückens mit dem Gaumen. Beim [l] sind wieder Hebung und Lateralisierung zu beurteilen. Eine Störung der CCV-Verbindung [kla] fällt bei spastischen Dysarthrien durch einseitige Hirnschädigung, wenn überhaupt, nur geringfügig aus.

[kla]:

CCV-Verbindung unbeeinträchtigt

Ataktische Reaktion bei_____ bpm

– **[k]:**

Zungenrückenhebung unbeeinträchtigt

Zungenrückenhebung unvollständig bei _____ bpm

Myasthene Reaktion bei _____ bpm nach _____ Wiederholungen (schlaffe Reaktion)

Sonstiges ....

– **[l]:**

Zungenhebung unbeeinträchtigt

Zungenhebung unvollständig bei _____ bpm (spastische Reaktion)

Dauerhafte Lateralisierung

Lateralisierung bei _____ bpm

Myasthene Reaktion (Zungenhebung) bei _____ bpm nach _____ Wiederholungen (schlaffe Reaktion)

Myasthene Reaktion (Lateralisierung) bei _____ bpm nach _____ Wiederholungen (schlaffe Reaktion)

Sonstiges ....

CCV-Verbindung [amp]:

- Diese CCV-Verbindung dient dazu, die Funktion des Gaumensegels zu überprüfen. Häufig verfügt ein leichtes Kulissenphänomen (Abweichen des Zäpfchens zur gesunden Seite), bezogen auf die Artikulationsschärfe, nicht über einen Krankheitswert. Zu beobachten ist, ob das Gaumensegel für die Aktivität (Sprechen) einen suffizienten Abschluss des Nasenraumes erzeugen kann. Ist dies nicht der Fall, kann der Laut [p] nicht ausreichend schnell genug realisiert werden, es kommt zu einer Vereinfachung ([amp]→[am]).

[amp]:

- Velumfunktion unbeeinträchtigt
- Velumfunktion vollständig aufgehoben
- Velumfunktion unvollständig bei _____ bpm
- Myasthene Reaktion der Velumfunktion bei _____ bpm nach _____ Wiederholungen (schlaffe Reaktion)
- Sonstiges

Die CCV-Verbindungen [ʃla], [kla], [bla] werden unter F erfasst.

Erweiterung der Diagnostik

Mit oben aufgeführtem System lassen sich die Störungsmechanismen der meisten dysarthrisch bedingten Artikulationsstörungen darstellen.

Bei sehr leichten bzw. sehr schweren Störungen empfiehlt es sich, die Test-CCV-Verbindungen anzupassen.

Erweiterung bei sehr leichten Störungen

Die bisherigen Ausführungen weisen in die Durchführung und Auswertung der DSD als informelle Prüfung der geminderten Sprechpräzision bei Dysarthrie ein. Auf dieser Grundlage kann das korrespondierende Therapiekonzept DST realisiert werden. Wie jedes Diagnoseverfahren hat auch die DSD Grenzen des Geltungsbereiches. Die motorischen Einschränkungen sehr leichter Dysarthrien werden durch die drei CCV-Verbindungen [ʃla], [bla], [kla] nicht mehr erfasst. Hier sollten Übungs-CCV-Verbindungen aus Auffälligkeiten in der Spontansprache entnommen werden. Häufig zeigen sich hierbei die CCV-Verbindungen [ʃli], [bli], [kli], [ilt], [ist], [iʃt], [ʃti], [bRi], [kRi], [tRi] (ungefährer Zielwert bei allen CCV-Verbindungen > 200 bpm) beeinträchtigt. Diese werden bei individueller Auswahl unter A2 erfasst. Bei [ilt], [ist] und [iʃt] ist durch den nur minimal geöffneten Kiefer häufig eine Lateralisierung nur schwer zu erkennen. Es kann hilfreich sein, die sichtbare Zungenmitte mit etwas Lebensmittelfarbe zu markieren.

Ein Zungenspitzen-[r] ist eine größere feinmotorische Herausforderung als das [l]. Es kann bei Patienten mit leichten Dysarthrien sinnvoller sein [r]-Cluster zu üben als [l]-Cluster, sofern prämorbid diese [r]-Bildung bevorzugt wurde.

Erweiterung bei schweren Störungen

Bei sehr schweren Dysarthrien hingegen müsste das Metronom deutlich unter 80 bpm gestellt werden. Den meisten Patienten fällt es jedoch schwer, solche langsamen Takte zu halten. Hier ist ein Ausweichen auf CV-Verbindungen möglich ([ba], [ka], [la]), alternativ könnten CCV-Cluster zunächst ohne Metronom geübt werden. Diese CCV-Verbindungen werden unter E2 erfasst. Die Standardcluster sind in der Therapie aber auf jeden Fall CV-Verbindungen vorzuziehen.

- **Anweisung:** *„Bitte versuchen Sie die Silbe, die ich Ihnen gleich sage, möglichst genau im Takt zu sprechen. Der Takt wird durch das Metronom vorgegeben. Wir beginnen zunächst nicht ganz so schnell und steigern dann das Tempo. Haben Sie dazu noch Fragen?“*

Bei Nichtdurchführbarkeit bzw. fehlender Aussagekraft:

Sonstige getestete Verbindungen:	Art der Störung:

Teile F/G

Die Verständlichkeit ist der entscheidende Faktor für eine teilhabeermöglichende Kommunikation im Alltag. Sie wird zweifach ermittelt: zum einen mit einer Prüfung der Verständlichkeit der gemachten Äußerungen am Telefon (F) und zum anderen durch eine Einschätzung der Verständlichkeit durch den Gesprächspartner (G). Während der Diagnostikteil E das Kernstück für die Interventionsplanung ist, sind die Teile F und G der Messwert für den Schweregrad, verstanden als Alltagsbeeinträchtigung und der Maßstab für den Therapieerfolg bei der wiederholten Durchführung der DSD nach einer Phase der Intervention. Alternativ zur Telefondiagnostik könnte auch das Münchner Verständlichkeitsprofil (Ziegler et al. 1992) durchgeführt werden, welches den Vorteil von nachgewiesenen Gütekriterien aufzeigt.

Im Rahmen der DSD fokussieren wir das Messen in einer echten Alltagssituation.

Wenn nicht wissenschaftlich verwertbar dokumentiert werden muss, kann Teil F auch durch eine Audioaufnahme der Spontansprache ersetzt werden. Für Patienten hat dies den Vorteil, dass eine Audioaufnahme überzeugender und verständlicher sein kann als ein statistischer Wert.

Vorbereitung: Der Patient sollte ein Telefon mit Freisprechanlage für das Mithören des Durchführers verwenden. Zu beachten ist, dass eine hochwertige Vorrichtung verwendet wird, die nicht zusätzlich die Qualität des Sprechklanges verschlechtert. Der Patient erhält eine Liste mit 10 ungewöhnlichen Namen und Städten. Bei der Auswahl der Namen ist darauf zu achten, dass diese in der vorgegebenen Stadt im Telefonbuch eingetragen sind. Außerdem sollten keine Namen verwendet werden, die eine Buchstabierung zwingend erforderlich machen, z. B. „Schmidt" (mit „TT", „DT" oder „D") oder „Dzien". Die phonologische Komplexität des Namens kann an die Schwere der Störung angepasst sein.

Durchführung der Telefondiagnostik

- **Anweisung:** *„Sie sehen hier eine Liste mit Namen. Ich wähle für Sie gleich die Nummer der Telefonauskunft. Sie fragen dann nach der Telefonnummer mit diesem Namen und schreiben die Nummer bitte auf. Das üben wir einmal und danach machen wir 10 Anrufe. Haben Sie dazu Fragen?"*

Bewertung: Alle zehn Anrufe werden nach der unten aufgeführten Tabelle mit einer vierstufigen Ordinalskala bewertet. Der spätere Summenscore (0–30) ist das Ergebnis. Es gibt keine intersubjektive Einschätzung des Wertes, der zum Beispiel mit einer Schweregradeinschätzung korrespondiert, da das Ziel der DSD die Therapieplanung ist. Eine Notiz in der Spalte „realisiert als" ist nicht zwingend; eine begleitende Tonaufnahme ist möglich.

Telefondiagnostik

- 0 Punkte: Misserfolg oder Abbruch der Kommunikation
- 1 Punkt: Erfolg mit mehrmaligem Nachfragen des Gesprächspartners oder durch mehrmaliges Buchstabieren
- 2 Punkte: Erfolg mit einmaligem Nachfragen des Gesprächspartners oder durch einmaliges Buchstabieren
- 3 Punkte: Erfolg ohne Nachfragen des Gesprächspartners und ohne Buchstabieren

Therapiekontrolle: Der Untersucher verwendet die gleichen Namen (gleiche Stadt). Die Scores können verglichen werden.

Item	zu realisierender Name (Stadt)	realisiert als	Bewertung			
			-- (0 Punkte)	- (1 Punkt)	+ (2 Punkte)	++ (3 Punkte)
0	Aufgabe im Rollenspiel üben					
1						
2						
3						
4						
5						
6						
7						
8						
9						
10						

G. Verständlichkeitsbewertung II: Einschätzung des Gesprächspartners

Wie gut funktioniert die Kommunikation mit dem Hauptgesprächspartner?

....

....

....

....

....

....

....

....

Die Elektrostimulation unterstützt in mechanischer Weise die Willkürsteuerungsmöglichkeiten des Patienten sowie das motorische Lernen.

Teil H

Es stehen zwei Stromarten zur Auswahl, die später während der Sprechübungen appliziert werden: faradischer Strom und Rechteckstrom. Letzterer wird bei schlaffen Dysarthrien verwendet, da hier eine Muskelatrophie zu erwarten ist. Muskelatrophien erschweren eine Stimulation mit faradischem Strom. Bei allen anderen Dysarthrien wird faradischer Strom verwendet. Sollten Zweifel über die Art der Bewegungsstörung bestehen, wird Rechteckstrom verwendet.

Neben der Stromart muss das Stimulationsgebiet gewählt werden. Es ist möglich entweder Zungenbewegungen am Mundboden, oder Lippen- und Kieferbewegungen auf der Kaumuskulatur zu stimulieren.

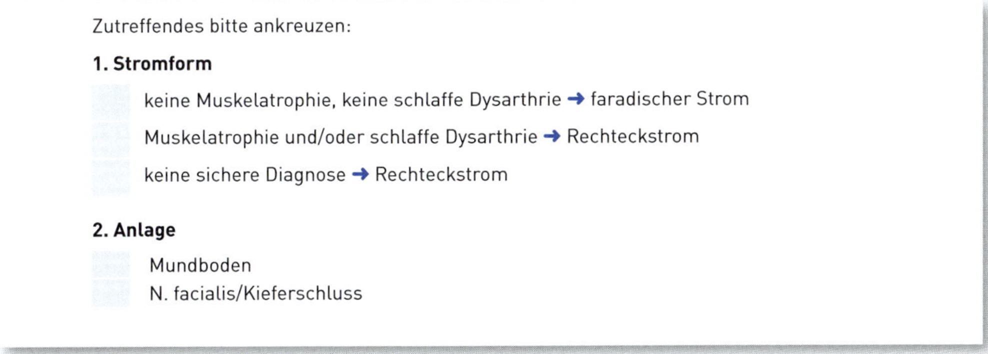
Zutreffendes bitte ankreuzen:

1. Stromform

- keine Muskelatrophie, keine schlaffe Dysarthrie → faradischer Strom
- Muskelatrophie und/oder schlaffe Dysarthrie → Rechteckstrom
- keine sichere Diagnose → Rechteckstrom

2. Anlage

- Mundboden
- N. facialis/Kieferschluss

Zusammenfassend sollten Ziele formuliert und ein Therapieplan erstellt werden.

Teil I

Dazu gehören:

- die Auswahl der zu trainierenden CCV-Verbindungen,
- die Wahl des Stimulationsstromes,
- das Ziel auf Ebene der Verständlichkeit,
- das Ziel auf Ebene der Partizipation,
- ggf. die Einbeziehung von Gesprächspartnern, Umweltfaktoren und Ressourcen des Patienten.

Alle Facetten der informellen Untersuchung fügen sich zu einem Gesamtbild zusammen.

Für die therapeutische Planung ist der Messwert mit dem Metronom (beats per minute, bpm), Teil E, und die Art der Elektrostimulation entscheidend (I).

Zusammenfassung

....

....

....

Therapieplanung

Durch die Schritte A–I ist der Therapeut in der Lage, die **D**ys-**SAAR**-thrie**t**herapie zu planen und im Verlauf zu kontrollieren (Einschätzung des Therapieerfolges). Die Diagnostikteilbereiche leisten:

A. Einbezug des bisherigen Krankheits- und Rehabilitationsverlaufes,
B. Prognostische Einschätzung der sprechmotorischen Möglichkeiten,
C. Einschätzung der begleitenden Atemstörung bzw. Ausschluss einer Dominanz,
D. Einschätzung des Anteils der Verständlichkeitsminderung durch die Stimmstörung,
E. Einschätzung des Schweregrades in Bezug auf die Alltagsauswirkung über objektive Messwerte sowie Bestimmung des Tempo-Schwellenwertes für die Planung der Therapie,
F. Einschätzung des Schweregrades der Verständlichkeitsstörung in Bezug auf die Alltagsauswirkung durch subjektive Bewertung,
G. Einschätzung des Schweregrades der Verständlichkeitsstörung in einer alltagsrelevanten Sprechaufgabe,
H. Planung der die Übungen begleitenden Elektrostimulation,
I. Übersicht über die Kriterien der Teile A–I.

7 Dys-SAAR-trietherapie (DST)

Ziel der Therapie

Der zweite Baustein ist die **D**ys-**S**AAR-thrie**t**herapie (DST). Bei der **D**ys-**S**AAR-thrie**t**herapie handelt es sich um ein kausales Therapieverfahren. Ziel ist eine Verbesserung der artikulatorischen Feinmotorik von Lippen, Kiefer und Zunge. Zusätzlich geben wir eine Möglichkeit an, das Prinzip auf die Kehlkopfmuskulatur zu übertragen. Erfahrungen sind in diesem Bereich jedoch noch nicht im ausreichenden Maße vorhanden.

Die Verbesserung der artikulatorischen Feinmotorik (Körperfunktion) bewirkt eine Steigerung der Verständlichkeit des Sprechens (Aktivität). Hierzu werden wir in einem späteren Kapitel eine kleine Gruppenstudie vorlegen.

Grundlagen

Aus unserer Sicht sind folgende Punkte für das Gelingen der Therapie entscheidend:

1. Hohe Therapiefrequenz: mindestens 3x/Woche,
2. Beachten von Besonderheiten der Artikulationsmotorik,
3. Shaping: Steigerung des Schwierigkeitsgrades,
4. Elektrostimulation.

Hohe Therapiefrequenz

In zahlreichen Studien zur Therapie neurologischer Symptome wird die hohe Therapiefrequenz als ein zentraler Bestandteil gesehen. Das gilt sowohl für die Behandlung von Paresen (vgl. Taub & Morris 2001) als auch von Aphasien (Bhogal et al. 2003).

Anatomische Besonderheiten der facialen Muskulatur und Kehlkopfmuskulatur

Sowohl ein Großteil der Kehlkopfmuskulatur als auch die faciale Muskulatur verfügen nicht über Muskelspindeln. Urban et al. (2004) untersuchten den M. orbicularis oris und M. orbicualris oculi bei sechs Probanden und fanden keine entsprechenden Strukturen. Viele Therapieverfahren zur Behandlung von Paresen sind aus der Physiotherapie paretischer Extremitäten abgeleitet. Diese arbeiten häufig über Stimulation der Muskelspindeln, um Eigenreflexe anzuregen. Sowohl die faciale Muskulatur als auch ein Großteil der Kehlkopfmuskulatur sind aus oben genanntem Grund nicht oder nur sehr bedingt zu Eigenreflexen fähig. Poremba et al. (1972) konnten bei nur 5 von 15 Probanden Eigenreflexe an facialer Muskulatur durch elektrische Reizung auslösen. Die Anwendung jener Therapieverfahren an den genannten Muskelgruppen ist zumindest fraglich (vgl. hierzu auch Ziegler & Vogel 2010). Versteht man Spastik als übersteigerten Eigenreflex (vgl. Mukherjee & Chakravarty 2010), ist es verständlich, warum faciale

Muskulatur nach zentraler Hirnschädigung nicht zu Spastiken neigt (vgl. Noth 2003, Urban et al. 2004).

Zwar existiert der Hemispasmus facialis (vgl. Rosenstengel et al. 2012), jedoch nicht als Folge einer Hemisphärenschädigung, sondern aufgrund einer peripheren Kompression des N. facialis.

- Daraus folgt: *Die Stimulation von Eigenreflexen zur Bewegungsanbahnung an der facialen Muskulatur ist kritisch zu sehen. Elektrostimulation erscheint aus diesen Erwägungen heraus der günstigere Weg zu sein.*

Feinmotorischer Anspruch

Von der Sprechmotorik, vor allem der Zunge, wird ein hohes Maß an Präzision und Geschwindigkeit gefordert. Kein anderes Organ ist zu einer ähnlichen Leistung in der Lage. Vergleichbar wäre nur die Handmotorik bei einem professionellen Klavierspieler (vgl. Ziegler & Vogel 2010).

- Daraus folgt: *Es muss also vielmehr an Feinmotorik und Geschwindigkeit (Diadochokinese) gearbeitet werden als bei der Extremitätenmuskulatur.*

Fehlende Deprivation

Paretische Extremitäten werden vernachlässigt, das gilt vor allem für die Handmotorik. Ein Patient mit einer Parese eines Armes wird in der Regel spontan versuchen, seine alltäglichen Handlungen mit der gesunden Seite auszuführen und den betroffenen Arm mehr und mehr vernachlässigen. Eine wirksame Intervention ist hier das „Erzwingen“ (CIMT vgl. Taub & Morris 2001) der Benutzung der paretischen Seite. Diese „Use it or lose it“-Strategie ist bei der Dysarthrie nur schwer einsetzbar, da in den meisten Fällen nicht über die gesunde Seite kompensiert werden kann. Wenige Ausnahmen bestehen natürlich v. a. bei der Stimmlippenparese, vgl. hierzu Teil A des Buches. Es wird also ständig spontan vom Betroffenen „versucht“, die Artikulationsmuskulatur zu bewegen.

Therapieverfahren zur Behandlung von paretischen Extremitäten können nur bedingt auf die Dysarthrie übertragen werden.

- Daraus folgt: *Es muss also auf andere Weise die Aufmerksamkeit auf die gestörte Bewegung gelegt werden. Das Feedback ist hier sehr wichtig.*

Shaping

Ein möglichst kleinschrittiges Üben mit ständiger Steigerung des Schweregrades gilt im Allgemeinen in der Behandlung neurologischer Symptome als etabliert (vgl. Grötzbach 2010).

Shaping wird bei dieser Therapieform durch Steigerung der Frequenz der CCV-Wiederholung erreicht. Der Grundwert wird hierbei bei der oben genannten Diagnostik ermittelt. Zwischen deutlicher Einschränkung (80 bpm) und normaler Funktion (208 bpm) liegen 128 Schwierigkeitsstufen. Grundidee hierbei ist, dass man herausfindet, auf welcher Frequenz der Patient eine CCV-Verbindung noch mühelos korrekt produzieren kann. Nun stellt man die Frequenz etwas höher und bittet ihn, seine Aufmerksamkeit auf den gestörten Laut zu richten und sich zu bemühen, die Konsonantenverbindung in dem vorgegebenen Takt weiter deutlich zu artikulieren. Nach einiger Übung wird der Patient die CCV-Verbindung mit weniger Anstrengung deutlich bilden können und durch erhöhte Aufmerksamkeit auf den gestörten Laut eine noch höhere Frequenz erreichen.

Beispiel: Ein Patient erreicht bei der CCV-Verbindung [ʃla] den Wert von 120 bpm ohne Mühe. Bei 121 bpm beginnt die Zungenhebung beim [l] unpräzise zu werden, die CCV-Verbindung wirkt verwaschen.

- Daraus folgt: *Shaping passt die Schwierigkeit immer wieder an die aktuellen Fähigkeiten eines Patienten an. Hiermit lassen sich wahrscheinlich deutlich mehr Erfolge erreichen als ohne Steigerung. Das Metronom ist erforderlich, da viele Patienten die Schwelle ihrer Fähigkeit nicht selbst bestimmen können. Möglicherweise hängt das mit gestörten Feedbackprozessen zusammen, die bewirken, dass Patienten die Störung ihrer Verständlichkeit nicht in vollem Ausmaß wahrnehmen. Diese Beobachtung wird bei Ziegler & Vogel (2010) als Pfeifenrauchereffekt* beschrieben.*

Feedback

Der Patient wird nun angewiesen, seine Zungenhebung zu beobachten, auf die deutliche Aussprache des [l] zu achten und seine gesamte Aufmerksamkeit in den Laut zu legen. Nun wird die Frequenz gesteigert. Mit dieser Anweisung wird eine Frequenz von 124 bpm erreicht. Wird nun eine Zeit lang geübt, kann der Patient ohne gesteigerte Aufmerksamkeit die CCV-Verbindung mit 124 bpm bilden. Wird die Aufmerksamkeit wieder auf das [l] gelenkt, kann die CCV-Verbindung mit 127 bpm produziert werden. Wir gehen davon aus, dass solche Zielsetzungen und Feedbacks essenziell in der Therapie von Paresen sind, wenn die betroffenen Organe nicht durch Lähmung depriviert werden. Zu ähnlichen Ergebnissen kommen auch Pourmomeny et al. (2014) bei der Therapie von Facialisparesen.

---

* Ein Raucher kompensiert automatisch seine durch die Pfeife blockierte Artikulation aufgrund intakter Feedbackprozesse. Beim Dysarthriepatienten bleibt diese motorisch prinzipiell mögliche Kompensation wegen der gestörten Sensorik aus.

- Daraus folgt: *Das Feedback ermöglicht durch Aufmerksamkeitsfokussierung auf die gestörte Bewegung einen Forced-Use-Effekt. Dieser wird bei Therapien von Paresen der Extremitäten mit einer Blockierung der gesunden Seite und somit einer „erzwungenen" Bewegung der betroffenen Seite erreicht (vgl. z. B. Taub & Morris 2001).*

Elektrostimulation

Vorbereitende und unterstützende Stimuli sind in der Behandlung von Paresen verbreitet. Anwendung finden hier Vibration, Stretching, Wärme- und Kältereize. Der Elektrostimulation kommt trotz relativ guter Datenlage eine nur untergeordnete Rolle zu.

- Daraus folgt: *Ob transkutane (über die Haut applizierte) Elektrostimulation bei Schluckstörungen der üblichen Therapie überlegen ist, ist nicht abschließend geklärt. Zwei relativ kleine Metastudien aus jeweils sieben Gruppenstudien zeigen Tendenzen zugunsten der Elektrostimulation (vgl. Carnaby-Mann & Crary 2007, Tan et al. 2013). Wir gehen von einer Verbesserung des motorischen Lernens aus.*

Grundlagen der Elektrostimulation

In der folgenden Darstellung beschränken wir uns auf Stromformen, die in der Dysarthrietherapie aus unserer Sicht sinnvoll sind.

Zum sicheren Umgang mit Elektrotherapie ist es sinnvoll, einen einführenden Kurs zu besuchen, da hier nur ein grober Überblick möglich ist.

Arten von Strom

Prinzipiell kann zwischen Gleich- und Wechselstrom unterschieden werden. In beiden Fällen verfügt man über zwei Elektroden. Beim Gleichstrom gibt es einen Plus- (Anode) und Minuspol (Kathode). Beim Wechselstrom ist diese Zuordnung nicht möglich, da die Flussrichtung des Stromes mehrmals pro Sekunde gewechselt wird. D. h., eine Elektrode ist nur für Bruchteile einer Sekunde Anode und wird dann für ebenso kurze Zeit zur Kathode.

Eine stimulierende Wirkung geht unabhängig von der Wahl der Stromart von beiden Elektroden aus. Die motorische Wirkung ist jedoch unter der Kathode minimal besser. In vielen Fällen ist es jedoch sinnvoll, nur eine Muskelgruppe mit einer Elektrode zu stimulieren. Man verwendet in diesem Fall zwei unterschiedlich große Elektroden. Die kleinere wird als differente und die größere als indifferente Elektrode bezeichnet. Eine Wirkung geht hauptsächlich von der kleineren (differenten) Elektrode aus. Das hängt damit zusammen, dass der Stromfluss durch beide Elektroden gleich ist. Strom ist ein Kreislauf: Derselbe Strom, der zufließt, muss auch wieder abfließen. Bei der kleineren Elektrode verteilt sich jedoch die Energie auf eine kleinere Fläche. Ähnliche Effekte kennt man aus der Mechanik: Es ist wesentlich schwerer, eine Münze durch ein Stück Pappe zu drücken als eine Nadel, da sich die Energie des Drückens bei der Nadelspitze auf eine kleinere Fläche verteilt als bei der Münze. Neben der Stromart kann auch die Stromstärke geregelt werden. Diese wird in Milliampere (mA) gemessen.

Vorbereitende Stimuli: Galvanisation

Die Galvanisation ist ein vorbereitender Stimulus, der in vielen Fällen Vorteile bringt, aber nicht zwangsläufig durchgeführt werden muss. Der Galvanische Strom („Batteriestrom") ist Gleichstrom ohne Änderung der Stromstärke oder Polarität. In der Therapie von Bewegungsstörungen möchte man Muskeln und Nerven stimulieren. Ein Hindernis ist hier die Haut. Sie bietet dem Strom einen relativ hohen Widerstand, den es zu überwinden gilt. Zwar kann dies durch Steigerung der Stromstärke problemlos erreicht werden, dadurch können aber dem Patienten Schmerzen zugefügt werden. Der bessere Weg ist es, den Hautwiderstand zu senken. Von außen kann die Haut befeuchtet werden, was von innen nicht ohne Weiteres möglich ist. Hier hilft die Galvanisation. Sie bewirkt eine Weitung der Blutgefäße, was einer Befeuchtung der Haut von innen entspricht, da es zu einer besseren Durchblutung kommt. Es entsteht eine Rötung der Haut im stimulierten Gebiet (galvanisches Erythem), die für Stunden anhält. Die Galvanisation dient nur der Vorbereitung - während dieser Zeit findet keine Sprechübung statt.

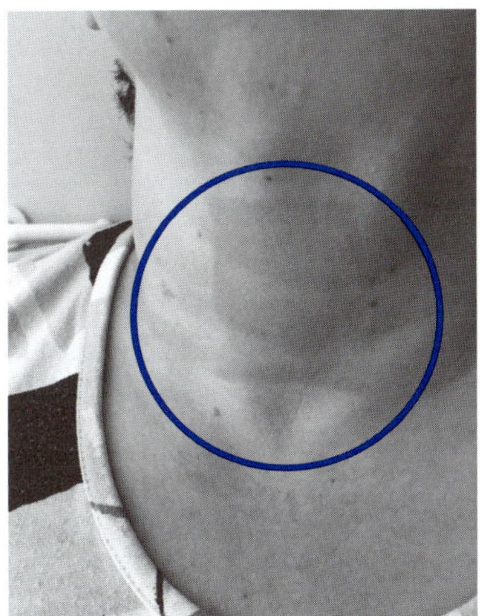

Abb. 11: *Galvanisches Erythem*

Die Abbildung zeigt ein galvanisches Erythem in Höhe des Schildknorpels. Die Umrisse der rechteckigen Elektrode sind gut zu erkennen. Anzumerken ist, dass galvanischer Strom keine Muskelkontraktion bewirkt, da er immer gleichbleibend ist. Eine motorische Reaktion kann nur durch eine Änderung des Stromflusses erzeugt werden.

Ferner bewirkt eine Galvanisation eine Elektrolyse. Ionen (geladene Teilchen) können verschoben werden. Man verwendet die Galvanisation in der Technik, um Gegenstände mit einer gleichmäßigen Metallschicht (z. B. Gold oder Chrom) zu überziehen. Den zu beschichtenden Gegenstand verwendet man als Kathode. Auf der Anode befindet sich das aufzubringende Metall, das dann zur Kathode wandert und somit den Gegenstand umschließt. Nach dem gleichen Prinzip können durch Galvanisation Ionen in motorischen Nerven verschoben werden. Durch diesen Effekt kann die Reizschwelle eines motorischen Nervs um 25–50 % herabgesetzt werden (vgl. Bossert et al. 2006), was eine günstige Voraussetzung zur Behandlung schlaffer Paresen ist.

Stimulation während der Sprechübung

Nach der Galvanisation folgt die eigentliche Behandlung. Die Bewegungsübungen werden gleichzeitig mit der Elektrostimulation durchgeführt.

Ziel der Behandlung ist es, die gestörte Bewegung durch einen äußeren Reiz zu unterstützen und den Effekt des motorischen Lernens zu vergrößern. Es ist zu beachten, dass Muskulatur nicht durch einen gleichmäßigen Strom kontrahiert. Eine motorische Reaktion erhält man nur durch die Änderung des Stromflusses. Mit jedem Ein- und Ausschalten des Stromes entsteht eine Zuckung. Fährt man die Frequenz so hoch, dass der Muskel dem einzelnen Impuls nicht mehr folgen kann (etwa bei >20 Hz), kommt es zu einer dauerhaften Muskelkontraktion.

Zwei Stimulationsarten sind hier möglich:

Faradischer Strom

Am häufigsten wird hier faradischer Strom verwendet, der eine Frequenz von 50 Hz aufweist: Der Muskel wird 50 Mal in der Sekunde für eine tausendstel Sekunde stimuliert. Da er jedoch motorisch nicht in der Lage ist, so schnell zu zucken und wieder zu entspannen, kommt es zu einer dauerhaften Kontraktion.

Rechteckstrom

Faradischer Strom ist jedoch nicht anwendbar bei atrophierter Muskulatur, da diese eine veränderte elektrische Erregbarkeit aufweist. Atrophien entstehen zumeist nach schlaffen Lähmungen außerhalb der Akutphase. Für so betroffene Muskeln sind Stimulationszeiten von einer Millisekunde nicht mehr ausreichend. Verwendet man stattdessen 100 Millisekunden (eine Zehntelsekunde), ist die motorische Antwort deutlich besser.

Das Problem ist, dass der einzelne Impuls einen Zeitraum von einer Zehntelsekunde einnimmt, was eine Frequenz von 50 Hz rechnerisch unmöglich macht, da man keine 50 Impulse von 100 Millisekunden (ms) in einer

Sekunde „unterbringen“ kann. Das Ergebnis dieser Art der Stimulation ist also keine dauerhafte Muskelkontraktion, sondern nur eine einzelne Zuckung synchron zur Bewegungsübung. Die Synchronisation übernimmt man mithilfe eines Handtasters, der im Takt der Sprechübungen gedrückt wird. Dieses Vorgehen wird als Intentionsübung bezeichnet. Die Verwendung dieses Stromes ist in der Elektrotherapie relativ unüblich. Normalerweise werden zur Behandlung von atrophierter Muskulatur Dreieckströme verwendet, da auf diese Weise selektiver stimuliert werden kann. Jedoch wird an keinen anderen Artikulator ein höherer feinmotorischer Anspruch gestellt. Würde man den Zustand der Atrophie mit den üblichen Methoden messen und dann daraus die nötige Impulsbreite des Dreieckstromes berechnen, würde man im Einzelfall nur einen kleinen Teil der Zungenmuskulatur stimulieren. Da jedoch einzelne Muskeln unterschiedlich stark atrophiert sein können, obwohl alle ein motorisches Defizit haben, würde man nicht alle gestörten Einheiten ansprechen. Der Rechteckstrom ist deshalb aus unserer Sicht vorzuziehen, weil er die gesamte Zunge stimuliert.

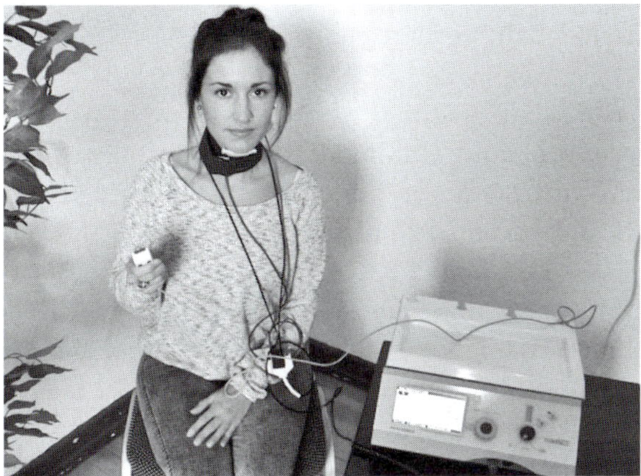

Abb. 12: *Patientin mit Handtaster zur Synchronisation der Rechteckimpulse zu den Sprechübungen*

Wahl der Stromformen

Der faradische Strom erfordert weniger Aufwand, und es existieren im Bereich der Dysphagietherapie mehrere Studien mit ähnlichen Strömen. Der Rechteckstrom hat hingegen den Vorteil, dass er neben atrophischer Muskulatur auch gesunde Muskulatur mitstimuliert, und ist deshalb aus unserer Sicht im Zweifel vorzuziehen.

Wirkungsweise

Entscheidender als die kurzfristige Unterstützung der Muskelfunktion (Funktionelle Elektrostimulation, FES) ist die dauerhafte Restitution motorischer Fähigkeiten. Eine Therapie, die mit diesem Ziel durchgeführt wird, wird als neuromuskuläre Elektrostimulation (NMES) bezeichnet.

Im Bereich der Logopädie finden sich vor allem bei der Behandlung der Dysphagie Evidenzen. Hier existieren zwei Metastudien (Tan et al. 2013, Carnaby-Mann & Crary 2007), die zu dem Ergebnis kommen, dass NMES bei Dysphagie wahrscheinlich wirksam ist. Die von Kritikern immer wieder angeführten Studien von Kiger et al. (2006) und Bülow et al. (2008) belegen nicht die Unwirksamkeit der NMES. Zu Kiger et al. (2006) ist zu sagen, dass die Kontrollgruppe deutlich mehr in der Akutphase war als die Versuchsgruppe, was Spontanremissionen in der Kontrollgruppe wahrscheinlicher macht. Außerdem ist eine niedrige Therapiefrequenz von 2–3x/Woche bei restituierenden Verfahren (wie NMES) deutlich ungünstiger als bei kompensatorischen Verfahren, wie sie in der Kontrollgruppe angewendet wurden.

Bülow et al. (2008) fanden keinen Unterschied zwischen traditionell behandelten Patienten und solchen, die NMES erhielten. Dies beschreibt die gleiche Wirksamkeit, nicht die Unwirksamkeit eines Verfahrens. Anzumerken ist auch, dass die Gruppen sehr klein waren (12 Probanden in der Versuchs- und 13 in der Kontrollgruppe).

In den meisten Studien, die zitiert wurden, wurde ein Strom verwendet, der zu einer dauerhaften Kontraktion der Schluckmuskulatur führt. Der Patient hatte die Aufgabe, während der Stimulation Nahrung aufzunehmen, also zu schlucken. In den meisten Studien wurde mit 80 Hz und 0,7 ms (z. B. Kiger et al. 2006, Blumfeld et al. 2006) gearbeitet. Es fanden sich jedoch auch 60 Hz (vgl. Leelamanit et al. 2002) sowie 80 Hz und 0,3 ms (vgl. Freed et al. 2001). Eine Zusammenfassung findet sich bei Kroker und Lawinger (2009) sowie Seidl et al. (2009).

Wir gehen davon aus, dass die Muskelkontraktion der entscheidende klinisch messbare Faktor ist, nicht die Frequenz. Folgt man dieser Annahme, könnte man durch die Verwendung von Rechteckstrom bei schlaffen Paresen die Wirksamkeit noch steigern.

Ebenfalls ziehen wir aus den oben zitierten Studien den Schluss, dass der Trainingseffekt bei einer erworbenen Bewegungsstörung höher ist, wenn die betroffene Muskulatur gleichzeitig elektrisch stimuliert wird. Erklärbar ist dieser Effekt bislang nicht (vgl. Blumfeld et al. 2006). Untersuchungen mit bildgebenden Verfahren bei Gesunden (vgl. Böggering 2008) zeigen zwar Reaktionen des Gehirns auf die Stimulation, diese können jedoch derzeit nicht eingeordnet werden (vgl. Seidl et al. 2009).

Power et al. (2004), Hamdy et al. (1998), Fraser et al. (2003) und Doeltgen et al. (2010) beschrieben eine erhöhte kortikale Erregbarkeit, wobei sich bei Hamdy et al. (1998) und Fraser et al. (2003) auch eine Vergrößerung des Repräsentationsareals zeigte. Gallas et al. (2010) fanden keine Veränderungen der kortikalen pharyngealen Motorareale trotz klinischer Verbesserungen des Schluckaktes.

Die Rolle der Elektrostimulation

Eine weitere berechtigte Frage ist, welchen Einfluss die Elektrostimulation auf das Therapieergebnis hat. Im Vorfeld der Studie untersuchten wir bei zwei Patienten, ob dieselben Ergebnisse mit und ohne Elektrostimulation zu erreichen sind. Die Probanden erreichten deutlich bessere motorische Leistungen, wenn zu der Artikulationstherapie elektrisch stimuliert wurde. Die Patienten hatten jedoch mit 4 und 5 Monaten post onset den Bereich der Spontanremission noch nicht vollständig verlassen, sodass diese Ergebnisse nur als Erfahrungswerte verbucht werden können. Oben zitierte Studien zeigen jedoch ein deutlich verbessertes motorisches Lernen bei Dysphagien, sodass unsere Annahme als plausibel gewertet werden kann.

Therapievorbereitung und Zielfindung/Sprechübungen

Aus der Diagnostik werden nun die gestörten Cluster übernommen und für jedes ein Ziel festgelegt.

Die Maximalfrequenz, mit der ein CCV-Cluster gerade noch korrekt produziert werden kann, bezeichnen wir im Folgenden als Artikulationsgeschwindigkeit. Ziel dieser Therapieform ist die Steigerung der Artikulationsgeschwindigkeit der gestörten CV- bzw. CCV-Verbindungen.

Hierzu einige Beispiele:

- Ataktische Dysarthrie: Steigerung der Artikulationsgeschwindigkeit der CCV-Verbindung [bla] über 107 bpm
- Spastische Dysarthrie: Zungenhebung beim [l] der CCV-Verbindung [ʃla] über 130 bpm
- Schlaffe Dysarthrie: Erreichen eines ausreichenden Kieferschlusses bei der CCV-Verbindung [ʃla] über 110 bpm und länger als acht Sekunden.

Generalisierung

Es stellt sich noch die Frage, ob alle möglichen Cluster einer gestörten Artikulationszone trainiert werden müssen. Hierzu führten wir eine Einzelfallstudie durch: Es wurde bei einer Patientin mit mittelschwerer spastischer Dysarthrie bei Z. n. Mediainfarkt links und rechts untersucht, ob Generalisierungseffekte innerhalb einer trainierten Artikulationszone auftreten würden. Erwartungsgemäß zeigte die Patientin lediglich Ausfälle im Bereich der alveolaren Artikulationszone. Sie sprach ein Zungenspitzen-[r], das wir als komplexesten Laut identifizierten und nicht behandelten. Trainiert wurden die Cluster: [ast], [ist], [tsa], [tsi], [ʃla], [ʃli], [ʃta] und [ʃti]. Der Mittelwert der trainierten Cluster stieg in 20 Sitzungen von 82/Min. auf 164/Min., was eine Verbesserung von 100 % bedeutet. Die untrainierten Cluster ([art], [tra]) stiegen vom Mittelwert 75/Min. auf 145/Min. (= +93 %). Es ist somit davon auszugehen, dass nicht einzelne Bewegungsengramme verbessert werden, sondern die allgemeine orale Feinmotorik und Diadochokinese. Somit kommt es zu Generalisierungseffekten innerhalb trainierter Artikulationszonen. Durch diese Erkenntnis gingen wir davon aus, dass es bei mittelschweren und schweren Dysarthrien ausreichend ist, ein Cluster pro Artikulationszone bzw. Artikulationszonenwechsel zu trainieren.

Elektrodenanlage

Im nächsten Schritt werden die Elektroden angelegt. Die Positionierung der großen Elektrode ist beliebig, da von ihr keine Wirkung ausgeht. Man verwendet zumeist den Nacken oder den Unterarm. Die Anlage der kleinen Elektrode richtet sich nach dem oben definierten Ziel.

Anlage zur Stimulation von Zungenbewegungen

In den meisten Fällen ist die Stimulation einer Zungenbewegung vorgesehen. Ist dies der Fall, erfolgt die Anlage am Mundboden.

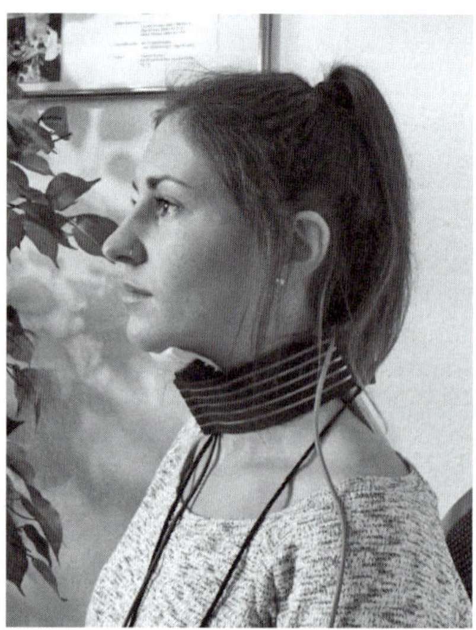

Abb. 13: *Stimulation des N. hypoglossus mit Physiomed VocaSTIM®*

Die Abbildung zeigt die Stimulation des N. hypoglossus. Die kleine Wirkelektrode (differente Elektrode) ist am Mundboden zu sehen, die große (indifferente) Elektrode befindet sich am Nacken.

Anlage zur Stimulation von Lippen- und Kieferbewegungen

Die Stimulation des Kieferschlusses erfolgt auf der Kaumuskulatur. Lippenbewegungen können über den Facialisnerv stimuliert werden.

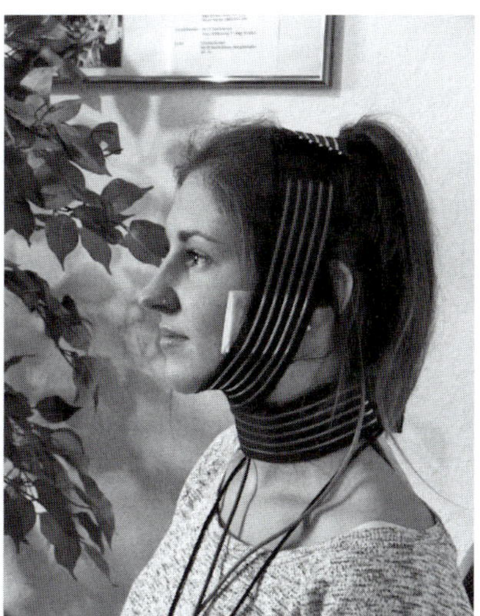

Abb. 14: *Stimulation des N. facialis und N. trigeminus mit Physiomed VocaSTIM®*

Da die Wirkelektroden bei gängigen Elektrotherapiegeräten (hier Physiomed VocaSTIM®) eine Größe von 5 x 5 cm haben, sind der Facialisnerv und die Kaumuskulatur nicht selektiv stimulierbar. Man kann dieselbe Anlage für beide Störungsbilder wählen. Die trigeminusinnervierte Kaumuskulatur wird hierbei direkt stimuliert, was bei der facialisinnervierten Lippenmuskulatur nicht möglich ist, da das Aufbringen von Elektroden auf den Lippen die Bewegung behindern würde. Der N. facialis tritt am Hinterrand des Unterkiefers etwa auf Höhe des Ohrläppchens hervor und liegt hier dicht unter der Haut, was eine Stimulation erleichtert. Der Unterschied besteht jedoch darin, dass bei der Kaumuskulatur häufig beide Seiten betroffen sind, was eine beidseitige Stimulation erfordert. Bei Störungen des Lippenschlusses reicht es, die betroffene Seite zu stimulieren.

Nach einer siebenminütigen Aufwärmphase mit sensibelschwelligem galvanischen Strom und ohne Sprechübungen erfolgt je nach Atrophiezustand der Muskulatur die Stimulation mit faradischem oder Rechteckstrom. Wird Letzterer verwendet, müssen Patient oder Therapeut einen Handtaster im Takt der Sprechübung drücken (Intentionsübung). Es ist in diesem Zusammenhang zu erwähnen, dass zumeist nur schlaffe Dysarthrien zur Atrophie neigen.

Therapie-durchführung

Zunächst erfolgt eine nicht obligate Vorbereitung des Stimulationsgebietes mit galvanischem Strom und ohne Sprechübungen über 5–10 Minuten. Danach wird auf dauerhaften faradischen oder synchronisierten Rechteckstrom gewechselt und gleichzeitig zu den Sprechübungen übergegangen.

Sprech-übungen

Die Therapiedauer beträgt 30 Minuten. Es wird angestrebt, dass immer 30 Sekunden geübt wird, darauf folgen 30 Sekunden Pause. Manche Patienten können diese Zeit jedoch nicht einhalten. Bei zusätzlich bestehenden Herz- oder Lungenerkrankungen ist hierfür häufig Atemnot der Grund. In diesem Fall muss die Therapie- und Pausenzeit angepasst werden. Bei der schlaffen Dysarthrie kommt die Ermüdung der Muskulatur (myasthene Reaktion) hinzu, bei der die Steigerung der Ausdauer ein zusätzlich wichtiges Therapieziel wäre.

In jedem Fall sollte versucht werden, Therapie- und Pausenzeiten auf 30 Sekunden zu strecken. Ist dies nicht möglich, sollte die Pause nur in Ausnahmefällen länger als die Therapiezeit sein.

Der Patient erhält nun den Auftrag, unter Elektrostimulation des betroffenen Artikulators die entsprechende CCV-Verbindung im Metronomtakt zu sprechen, der auf die Grenze der Möglichkeiten des Patienten eingestellt ist und nach 5-10 CCV-Wiederholungen stetig angepasst wird.

Feedback

Die 30-sekündige Pausendauer sollte dazu genutzt werden, um dem Patienten ein Feedback zu geben und dabei auf das Ziel hinzuweisen. Die Aufmerksamkeit des Patienten kann dabei auf die visuelle (Spiegel) oder auditive Kontrolle gelenkt werden.

- **Beispiele visuelle Kontrolle:** *„Sehen Sie bitte in den Spiegel. Achten Sie auf Ihre Zunge. Beim [l] muss sie hinter der oberen Zahnreihe in der Mitte stehen. Sie weicht immer wieder nach links ab. Versuchen Sie bitte das nächste Mal die Zunge in der Mitte zu halten.“*

- **Beispiel auditive Kontrolle:** *„Das [l] vom [ʃla] verschwindet bei Ihnen nach sechs Wiederholungen. Bitte versuchen Sie jetzt noch einmal sieben Wiederholungen und achten Sie darauf, dass man das [l] bis zum Schluss deutlich hört.“*

Eine ähnliche Form des Feedbacks (über Spiegel oder EMG) wird von Pourmomeny et al. (2014) zur Behandlung der Facialisparese empfohlen.

Shaping

Werden 5–10 aufeinanderfolgende CCV-Verbindungen korrekt artikuliert (in Bezug auf Geschwindigkeit und Präzision), wird der Takt um ein bpm gesteigert, ansonsten gesenkt. Im chronischen Stadium einer Dysarthrie sind pro Sitzung (30 Minuten) 2–5 % Steigerung realistisch.

Grundgedanke hinter den Sprechübungen ist, dass ein Patient, der bei einer CCV-Verbindung ohne Mühe den Wert von 105 bpm erreicht, wenn er seine Aufmerksamkeit auf die gestörte Bewegung richtet, mit etwas Anstrengung auf den Wert von z. B. 109 bpm kommt.

Übt der Patient eine Zeit lang die CCV-Verbindung mit 109 bpm, wird dies ohne Mühe möglich sein. Mit etwas Anstrengung kann dann möglicherweise der Wert 112 erreicht werden.

Wichtig hierfür scheint uns ein ständiges Feedback und Arbeiten an der Grenze des individuell Möglichen.

Therapiedokumentation

In der Praxis ist es zweckmäßig, das erreichte Ergebnis in jeder Sitzung zu dokumentieren, um am folgenden Therapietag die Behandlung mit den beim letzten Termin erzielten Messwerten fortzusetzen.

Therapieprotokoll

	Nr.	1	2	3	4	5	6	7	8	9	10
	Datum										
Cluster											

	Nr.	11	12	13	14	15	16	17	18	19	20
	Datum										
Cluster											

Ausgangswerte:

....

....

....

....

Bemerkungen:

....

Praktische Durchführung der Therapie

Praktische Umsetzung der DST im Therapiealltag
Die Bezeichnung der Praxisschritte folgt der Idee des Qualitätsmanagements. Für das therapeutische Prozedere hat sich das Vorgehen nach dem PDCA-Zyklus Plan – Do – Check – Act, auch Deming-Zirkel genannt, als sinnvoll erwiesen:

- Plan (unten als Schritt 1–6): Planung von Maßnahmen, Entscheidung der Indikation, Diagnostik, Zielsetzung,
- Do (unten als Schritt 7): Setting, Intensität, Maßnahmen und Materialien zur Therapiedurchführung,
- Check (unten als Schritt 8–9): Zielüberprüfung,
- Act (unten als Schritt 10): Anpassungen vornehmen.

Indikation

Die Dys-SAAR-thrietherapie (DST) im prototypischen 10-Schritte-Ablaufschema:

DST-Praxisschritt 1: Prüfen Sie die Voraussetzungen

- Für die Durchführung der DST gelten Einschlusskriterien, die vor Beginn zu prüfen sind. Motivation, Orientiertheit und Belastbarkeit (für eine Intensivtherapie), mindestens eine teilweise erhaltene Stimmfunktion und halbwegs intakte Beweglichkeit von Zunge, Kiefer und Lippen sind die Grundvoraussetzungen. Bettlägrigkeit ist kein Ausschlusskriterium, gilt aber als Erschwernis.

Kontraindikation zur Elektrotherapie

DST-Praxisschritt 2: Prüfen Sie die Kontraindikationen zur Elektrotherapie

- Die Funktion elektronischer Implantate (z. B. Herzschrittmacher, Defibrillatoren) kann beeinträchtigt werden. Hier ist eine Abklärung durch den entsprechenden Facharzt nötig.
- Die Elektroden dürfen nur auf intakte Haut gesetzt werden.
- Metallische Implantate im Stromweg (z. B. Schrauben in der Halswirbelsäule oder metallische Stents in der Arteria Carotis) können durch Stromeinfluss chemisch verändert werden und bilden ebenfalls eine, wenn auch nur lokale, Kontraindikation.
- Hochgradige Verengungen von Blutgefäßen im Stimulationsgebiet verlangen vor Therapiebeginn eine ärztliche Abklärung.
- Eine Schwangerschaft sollte ausgeschlossen sein.
- Es sollten sich keine Tumore im Stimulationsgebiet befinden.
- Bei bestehender Epilepsie bedarf der Einsatz der Therapie vorheriger ärztlicher Abklärung.

DST-Praxisschritt 3: Messung der Artikulation

Motorische Diagnostik (Messung des artikulatorischen Schwellenwertes)

- Messen Sie den artikulatorischen Schwellenwert mithilfe eines Metronoms in den drei Clustern [ʃla], [kla], [bla]. Notieren Sie den Schwellenwert der Präzision/Unpräzision bzw. den höchsten produzierbaren Takt. Bei nur dezenten Störungsbildern untersuchen Sie die Artikulationsgeschwindigkeit von fehlartikulierten CCV-Verbindungen aus der Spontansprache.
- Versuchen Sie nun unter Verwendung des Diagnostikbogens den gestörten Artikulator ausfindig zu machen (Zunge, Kiefer, Lippen, Gaumensegel) und stellen Sie die Qualität der Störung fest:
  - Kommt es zu einer artikulatorischen Unschärfe ab einem bestimmten Schwellenwert (spastische Reaktion)?
  - Spielt die Produktionsdauer des Clusters eine entscheidende Rolle, d.h. kommt es zur Ermüdung (schlaffe Reaktion)?
  - Kann das Tempo des Metronoms nicht mitgehalten werden (ataktische Reaktion)?
- Bei paretischen Dysarthrien kann in vielen Fällen die gestörte Bewegung noch genauer beschrieben werden. Z.B. schließt der Kiefer beim [ʃ] der CCV-Verbindung [ʃla] ab 120 bpm unzureichend oder die Zunge lateralisiert nach links beim [l] der CCV-Verbindung [kla] ab 110 bpm nach 7 Wiederholungen.

DST-Praxisschritt 4: Messung der alltagsrelevanten Kommunikation

Verständlichkeitsmessung

- Lassen Sie die Patienten zehnmal bei der Telefonauskunft anrufen. Notieren Sie den Score mithilfe der oben angegebenen Ordinalskala. Alternativ kann auch das Münchner Verständlichkeitsprofil verwendet werden. Die vorgeschlagenen Verfahren dienen der objektiven Verständlichkeitserfassung. Die Veränderung eines statistischen Wertes in einem Test ist jedoch lediglich der Kommunikation im interprofessionellen Team dienlich. Um dem Patienten eine Veränderung seiner Sprache aufzuzeigen, ist eine Spontansprachaufnahme vor und nach der Therapie aus unserer Sicht überzeugender und motivationsfördernder.

DST-Praxisschritt 5: Festlegen des Stimulationsstromes und -ortes

Elektrodenanlage

Die differente (kleine) Wirkelektrode wird in der Regel am Mundboden zur Stimulation des N. hypoglossus bei Störungen der Zungenbeweglichkeit angelegt. Soll der Kieferschluss verbessert werden, wird sie beidseitig auf die Kaumuskulatur gesetzt. Hierzu sind zwei Wirkelektroden erforderlich.

Ist die Lippenbeweglichkeit eingeschränkt, appliziert man den entsprechenden Strom auf den N. facialis der betroffenen Seite.

Wahl der Stromform

Bei ataktischen und spastischen Dysarthrien stimulieren Sie mit biphasischem neofaradischem Strom. Die Platzierung der großen indifferenten Elektrode erfolgt am Unterarm oder im Nacken. Sie hat keine Wirkung, da sich der Strom auf eine größere Fläche verteilt.

Bei schlaffen Dysarthrien muss festgestellt werden, ob bereits eine Muskelatrophie eingetreten ist. Die Überprüfung geschieht etwa 4-6 Wochen nach Erkrankungsbeginn. Die Muskulatur ist dann nicht mehr faradisch erregbar. Vor dieser Zeit kann ebenfalls wie bei spastischen/ataktischen Dysarthrien verfahren werden. Im Zweifelsfall ist Rechteckstrom zu verwenden, da dieser atrophierte und nicht atrophierte Muskulatur stimuliert.

Ist bereits Muskelathrophie eingetreten, werden breitere Impulse (100 ms, Rechteck) verwendet, die mit den Artikulationsübungen synchronisiert werden müssen. Dies erfolgt per Handtaster, den der Patient oder Sie selbst im Metronomtakt betätigen. Das beschriebene Vorgehen wird als Intentionsübung nach Foerster bezeichnet (vgl. Pahn et al. 2002). Die Elektrodenanlage erfolgt wie oben.

Wählen Sie in beiden Fällen die Stromdosierung, die sich an der Motorik ausrichtet. Der Strom ist so zu dosieren, dass eine motorische Reaktion des Muskels vom Patienten gefühlt oder vom Untersucher gesehen wird.

Ziele

DST-Praxisschritt 6: Zielfestlegung

- Formulieren Sie SMART-Ziele, die sich einerseits auf objektive Messwerte des Metrononoms und andererseits auf die Einschätzung der Kommunikation durch Befragung oder durch die **D**ys-**SA**AR-thrie-Telefon**d**iagnostik (DSD) beziehen.

Sprech-übungen

DST-Praxisschritt 7: Artikulationsübungen

- Beginnen Sie mit vorbereitender Stimulation (Galvanisation).
- Trainieren Sie mindestens 3-5x pro Woche über 30 Minuten („massed practice“).
- Lassen Sie die Patienten während der Elektrostimulation 10-30 Sekunden lang die aus der Diagnostik festgelegten Cluster im Metronomtakt wiederholen. Nach 5-10 aufeinanderfolgenden CCV-Ver-

bindungen wird der Takt des Metronoms um ein bpm gesteigert, sofern jedes Cluster deutlich und in der richtigen Geschwindigkeit artikuliert wurde, ansonsten gesenkt.

- Danach folgen 10–30 Sekunden Pause. Die Pausenzeit entspricht der Therapiezeit.
- Geben Sie in jeder Pause Feedback über die Qualität der Ausführung und motivieren Sie den Patienten, die gestörten Laute ggf. deutlicher zu sprechen oder mithilfe eines Spiegels die Bewegungen genauer auszuführen.

DST-Praxisschritt 8: Erfolgskontrolle

Überprüfung des Therapieerfolgs

- Nach 20 Therapiesitzungen ist in der Regel ein alltagsrelevanter Erfolg zu verbuchen. Wiederholen Sie hierzu den Telefontest von Praxisschritt 4.
- Erfassen Sie die Verbesserung der Sprechmotorik durch eine erneute Messung der Artikulationsgeschwindigkeit wie im Praxisschritt 3.

DST-Praxisschritt 9: Bewertung, Verhandlung

Vergleich mit festgelegten Zielen

- Orientieren Sie sich an den festgelegten SMART-Zielen.
- Befragen Sie die Patienten und deren Bezugspersonen über den erreichten Erfolg.

DST-Praxisschritt 10: Weiteres Vorgehen planen

Patientengespräch

- Kommunizieren Sie das erreichte Ergebnis.
- Halten Sie dieses schriftlich fest.
- Geben Sie dem Patienten eine Anleitung zum selbstständigen Üben.
- Nehmen Sie Stellung zur weiteren Prognose.
- Nehmen Sie Stellung zu weiteren Maßnahmen.
- Ermutigen Sie den Patienten Sprechsituationen aufzusuchen.

8 Evaluation der Dys-SAAR-thrietherapie (DST)

Untersuchung der Wirksamkeit

Um die Wirksamkeit der **D**ys-**S**AAR-thrie**t**herapie einzuschätzen, wurden acht chronische Dysarthriepatienten jeweils über 20 Sitzungen behandelt. Es wurden Einschlusskriterien definiert, die es erwarten ließen, dass sich die bestehende Dysarthrie nicht durch andere Faktoren wie z. B. Spontanremission oder Progredienz der Grunderkrankung verändert. Ziel war es, den Nachweis zu erbringen, dass sich sowohl die Körperfunktion (Artikulationsgeschwindigkeit) als auch die Aktivität (Verständlichkeit des Sprechens) positiv verändern. Verbesserungen auf höheren Ebenen (Partizipation) sind besser in Einzelfallstudien im interdisziplinären Kontext zu klären.

Für die Elektrostimulation wurde das VocaSTIM®-Gerät von Physiomed verwendet.

Einschlusskriterien

Bei allen Patienten der Versuchsgruppe lag das Ereignis (Insult oder Blutung) zu Studienbeginn mindestens 12 Monate zurück. Es lag keine progrediente Erkrankung vor. Ferner waren eine hohe Motivation und Belastbarkeit Voraussetzung zur Teilnahme. In einer Testsitzung wurde untersucht, ob die Probanden in der Lage waren, aufgrund ihrer neuropsychologischen Konstitution der Therapie zu folgen. Es bestand jeweils eine spastische, schlaffe oder ataktische Dysarthrie mit Störungsschwerpunkt auf der Artikulation. Es bestand keine Kontraindikation zur Elektrostimulation (z. B. Herzschrittmacher).

Messung von Verständlichkeit und motorischen Fähigkeiten

Zur Erfassung der Körperfunktion wurde bei allen Patienten die artikulatorische Schwelle vor, während und nach der Therapie gemessen. Die Aktivität (Verständlichkeit) wurde je nach Schweregrad der Dysarthrie auf drei verschiedene Arten gemessen:

Verständlichkeit bei schwerer Dysarthrie

Messmethode 1: Bei schweren Dysarthrien ist die Messung der Verständlichkeit über die Telefondiagnostik für Betroffene sehr belastend und von fraglichem Nutzen, da kein Anruf erfolgreich absolviert werden kann. Alternativ hierzu wurde die spontane Verwendung von Ersatzstrategien in der Spontansprache auf einer dreistufigen Ordinalskala protokolliert.

1. Die Kommunikation ist nahezu vollständig unverständlich, höchstens einzelne Wörter sind manchmal verständlich. Die Kommunikation erfolgt über Ersatzstrategien (z. B. Buchstabieren).
2. Etwa die Hälfte der Wörter wird verständlich geäußert. Ersatzstrategien werden nur ergänzend herangezogen.
3. Auf Ersatzstrategien kann nahezu vollständig verzichtet werden.

Drei Patienten aus dieser Kategorie wurden vorher und nachher wie folgt befundet:

	Mittelwert (Artikulationsgeschwindigkeit)		Kompensation	
	vorher	nachher	vorher	nachher
Patient 1	83	115 (38 %)	Kommunikation praktisch vollständig über Buchstabieren und Gesten Wenige Worte werden verständlich geäußert (1)	Etwa die Hälfte der Äußerungen wird ohne Buchstabieren oder Gesten verstanden (2)
Patient 2	91	167 (83 %)	Etwa die Hälfte der Äußerungen wird ohne Buchstabieren oder Gesten verstanden (2)	Auf Ersatzstrategie kann nahezu vollständig verzichtet werden (3)
Patient 3	63	99 (57 %)	Kommunikation praktisch vollständig über Buchstabieren und Gesten Wenige Worte werden verständlich geäußert (1)	Etwa die Hälfte der Äußerungen wird ohne Buchstabieren oder Gesten verstanden (2)

Verständlichkeit bei mittelgradiger Dysarthrie

Messmethode 2: Patienten mit einer mittelgradigen Dysarthrie wurden einer Vorgängerversion der Telefondiagnostik unterzogen. Sie wurden beauftragt, 10-mal bei der Telefonauskunft anzurufen und nach einem ungewöhnlichen Namen zu fragen. Sie erhielten eine Minute Zeit. Die Anzahl der geglückten Versuche wurde gezählt.

Vier Patienten wurden mit dieser Methode vorher und nachher befundet:

	Mittelwerte (Artikulationsgeschwindigkeit)		Gelungene Anrufe X / 10	
	vorher	nachher	vorher	nachher
Patient 1	118	153 (30 %)	4	7
Patient 2	121	144 (19 %)	3	5
Patient 3	82	164 (100 %)	1	8
Patient 4	121	162 (33 %)	4	7

Ziele bei leichter Dysarthrie

Messmethode 3: Eine Patientin mit leichter Dysarthrie (nahezu ohne Beeinträchtigung der Verständlichkeit) wurde mit dem Ziel behandelt, die Restsymptomatik zu beseitigen und ihre Stigmatisierung somit zu reduzieren. Auch hier war die Telefondiagnostik nicht anwendbar, da sie alle Anrufe erfolgreich absolvierte. Sie verbesserte ihre trainierten Cluster von 152/Min. auf 180/Min. Es zeigte sich hörbar eine leicht gebesserte Artikulation, jedoch keine restitutio ad integrum.

Für alle Patienten wurden einen Monat vor Studienbeginn Baselinewerte bezüglich der Artikulationsgeschwindigkeit und einen Monat danach Follow-up-Werte ermittelt. Da sich keine wesentlichen Veränderungen der Werte zeigten, ist davon auszugehen, dass die Dysarthrie ein chronisches Stadium erreicht hat (Aussage der Baseline), welches sich ohne therapeutisches Eingreifen wahrscheinlich nicht ändern wird, und dass die Ergebnisse nach der Therapie stabil bleiben (Aussage des Follow-up-Wertes).

Durchschnittliche Verbesserung aller Teilnehmer

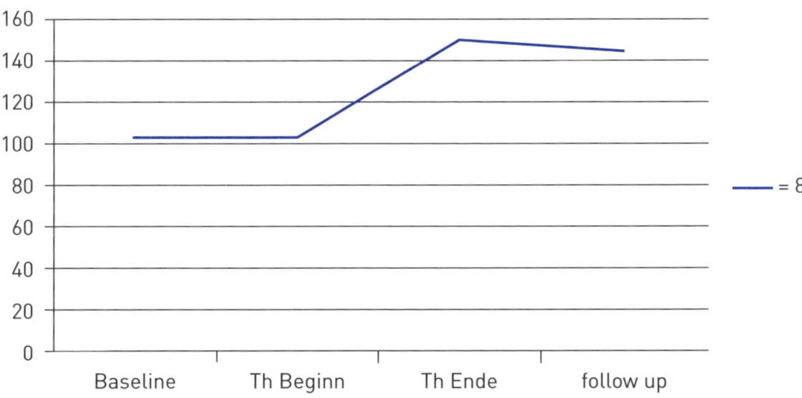

Das Diagramm zeigt die Mittelwerte der Artikulationsgeschwindigkeit trainierter Cluster aller acht Patienten (Baseline/vor Therapie/nach Therapie/Follow up).

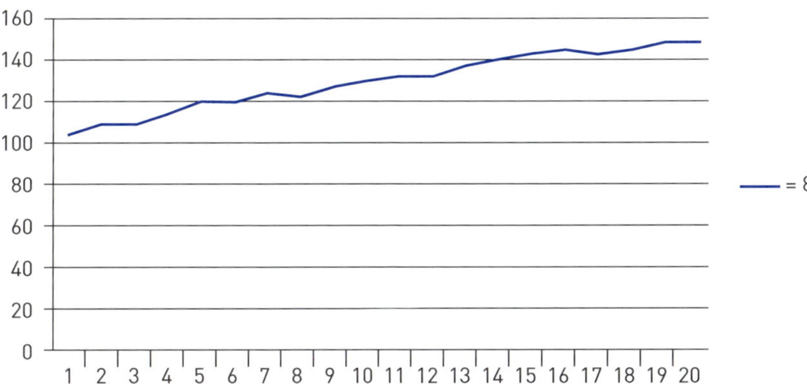

Diagramm 2 zeigt den Mittelwert der trainierten Cluster aller acht Patienten während der 20 Therapieeinheiten.

Die Verbesserung während der Trainingsphase ist nach dem einseitigen Wilcoxon-Vorzeichen-Rang-Test signifikant auf einem Alphaniveau von 1 %.

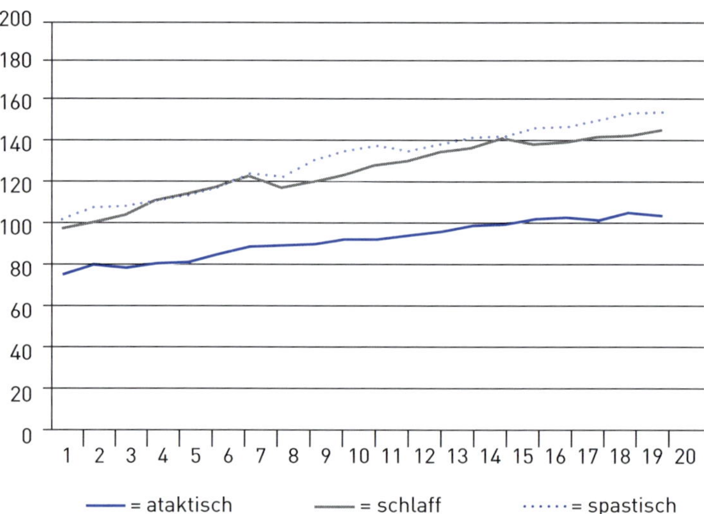

Diagramm 3 zeigt die Mittelwerte der acht Patienten getrennt nach Bewegungsstörungen.

Ergebnisse

Alle acht Patienten konnten ihre Sprechmotorik verbessern. Bei sieben von acht kam es zu einer Verbesserung der alltagsrelevanten Kommunikationsleistung. Wir gehen davon aus, dass die Therapie auch bei progredienten neurologischen Erkrankungen wirksam ist, sofern eine Artikulationsstörung vorliegt. Diese Patientengruppe wurde jedoch aus der Studie ausgeschlossen, um die Statistik nicht durch das Fortschreiten der Erkrankung zu verzerren. Bei Morbus Parkinson würden wir jedoch zunächst das LSVT wegen der besseren Beweislage vorziehen.

Nur zwei der acht Patienten wurden erstmalig mit dem vorliegenden Therapiekonzept behandelt. Erfahrungen haben gezeigt, dass mit jeder Behandlungssequenz der Erfolg sinkt, da Deckeneffekte erreicht werden. Es ist somit davon auszugehen, dass Patienten, die erstmalig mit dieser Therapieform behandelt werden, tendenziell bessere Ergebnisse erreichen als in dieser Studie.

9 Fallbeispiele zur Dys-SAAR-thrietherapie (DST)

Die Fallbeispiele sollen die Therapieform veranschaulichen und zeigen, wie die Behandlung in ein Gesamtkonzept eingebunden werden kann. Es wird zunächst ein einfacher Fall und im Folgenden ein komplexer Fall vorgestellt.

Der einfache Fall

Der Patient erlitt mit 63 Jahren einen rechtshirnigen Mediainfarkt. Die gesamte Symptomatik bildete sich innerhalb des Rehaaufenthaltes gut zurück. Es verblieb eine Sensibilitätsstörung der linken Hand, eine faciale linksseitige Mundastschwäche sowie eine deutlich anzumerkende Dysarthrie. Die Verständlichkeit war nur leicht eingeschränkt, der Patient wollte aber weiterhin seiner Arbeit im Theater nachgehen, bei der er kleinere Moderationen und Ansagen hielt. Wir verzichteten somit auf den Telefontest, da das Ziel eine gute Verständlichkeit vor Publikum sein musste. Somit führten wir eine elektronische Aufzeichnung des spontanen Sprechens als Eingangsdiagnostik durch.

Motorische Diagnostik

In der Diagnostik zeigte die Stimme keine Auffälligkeiten. Die Lippenbewegungen beeinträchtigten das Sprechen trotz bestehender leichter facialer Parese nicht. Die CCV-Verbindung [bla] konnte ohne Beeinträchtigung bis 208 bpm problemlos gebildet werden. Gleiches galt für [kla]. Die Zunge schien bei grobmotorischen Bewegungen (Herausstrecken, nach oben, unten, links und rechts) keine Auffälligkeiten zu zeigen. Feinmotorisch wurde sie durch die CCV-Verbindung [ʃla] geprüft. Hier fiel eine unzureichende Hebung der Zunge beim [l] bei 135 bpm auf. Eine Ermüdung auch bei langen Sequenzen kam nicht vor. Es zeigte sich das typische Bild einer leichten spastischen Dysarthrie.

DSD, Informelle Dys-SAAR-thriediagnostik A-I

Datum: 01.09.2016

A. Personendaten

Name: W. Vorname: J. geb.: 01.07.1952

Medizinische Diagnose: Mediainfarkt. re.

Erkrankungsbeginn: 01.03.2016

B. Beurteilung der artikulationsrelevanten Motorik

Zunge:

- Zunge herausstrecken: o. B.

Lippen:

- Spitzen:
- „Zähne zeigen": faciale Mundastschwäche links

Kiefer:

- Kieferschluss: o. B.
- Kieferöffnung: o. B.

C. Beurteilung der Atmung

Ausatemdauer auf [ʃ]:	14 Sek.
Atmung beim Sprechen:	unauffällig

D. Beurteilung der Stimme

Tonhaltedauer auf [a]:	15 Sek.
Stimme beim Sprechen:	o. B.

 1

E (I). Klassifizierung der Bewegungsstörung mit den drei prototypischen Test-CCV-Verbindungen

[ʃla]:

- [ ] CCV-Verbindung unbeeinträchtigt
- [ ] Ataktische Reaktion bei ____ bpm

– [ʃ]:

- [x] [ʃ] unbeeinträchtigt
- [ ] Lippenausformung unvollständig bei _____ bpm
- [ ] Myasthene Reaktion bei _____ bpm nach _____ Wiederholungen (schlaffe Reaktion)
- [ ] Kieferschluss unvollständig bei _____ bpm
- [ ] Myasthene Reaktion bei _____ bpm nach _____ Wiederholungen (schlaffe Reaktion)
- [ ] Sagittale Rinnenbildung unvollständig bei _____ bpm
- [ ] Myasthene Reaktion bei _____ bpm nach _____ Wiederholungen (schlaffe Reaktion)
- [ ] Sonstiges ....

– [l]:

- [ ] Zungenhebung unbeeinträchtigt
- [x] Zungenhebung unvollständig bei 135 bpm (spastische Reaktion)
- [ ] Dauerhafte Lateralisierung
- [ ] Lateralisierung bei _____ bpm
- [ ] Myasthene Reaktion (Zungenhebung) bei _____ bpm nach _____ Wiederholungen (schlaffe Reaktion)
- [ ] Myasthene Reaktion (Lateralisierung) bei _____ bpm nach _____ Wiederholungen (schlaffe Reaktion)
- [ ] Sonstiges ....

2

[bla]:

- x CCV-Verbindung unbeeinträchtigt
- Atakische Reaktion bei ______ bpm

– [b]:

- Lippenschluss unbeeinträchtigt
- Lippenschluss unmöglich
- Lippenschluss unvollständig bei _____ bpm
- Myasthene Reaktion bei _____ bpm nach _____ Wiederholungen (schlaffe Reaktion)
- Sonstiges ....

– [l]:

- Zungenhebung unbeeinträchtigt
- Zungenhebung unmöglich
- Zungenhebung unvollständig bei _____ bpm (spastische Reaktion)
- Dauerhafte Lateralisierung
- Lateralisierung bei _____ bpm
- Myasthene Reaktion (Zungenhebung) bei _____ bpm nach _____ Wiederholungen (schlaffe Reaktion)
- Myasthene Reaktion (Lateralisierung) bei _____ bpm nach _____ Wiederholungen (schlaffe Reaktion)
- Sonstiges ....

[kla]:

- x CCV-Verbindung unbeeinträchtigt
- Atakische Reaktion bei_____ bpm

– [k]:

- Zungenrückenhebung unbeeinträchtigt
- Zungenrückenhebung unvollständig bei _____ bpm
- Myasthene Reaktion bei _____ bpm nach _____ Wiederholungen (schlaffe Reaktion)
- Sonstiges ....

 3

– **[l]:**

- Zungenhebung unbeeinträchtigt
- Zungenhebung unvollständig bei _____ bpm (spastische Reaktion)
- Dauerhafte Lateralisierung
- Lateralisierung bei _____ bpm
- Myasthene Reaktion (Zungenhebung) bei _____ bpm nach _____ Wiederholungen (schlaffe Reaktion)
- Myasthene Reaktion (Lateralisierung) bei _____ bpm nach _____ Wiederholungen (schlaffe Reaktion)
- Sonstiges

[amp]:

- x Velumfunktion unbeeinträchtigt
- Velumfunktion vollständig aufgehoben
- Velumfunktion unvollständig bei _____ bpm
- Myasthene Reaktion der Velumfunktion bei _____ bpm nach _____ Wiederholungen (schlaffe Reaktion)
- Sonstiges

E (II). Alternative Testverbindungen

Bei Nichtdurchführbarkeit bzw. fehlender Aussagekraft:

Sonstige getestete Verbindungen:	Art der Störung:
/	

F. Verständlichkeitsbewertung I, Äußerungen am Telefon

Telefondiagnostik

- 0 Punkte: Misserfolg oder Abbruch der Kommunikation
- 1 Punkt: Erfolg mit mehrmaligem Nachfragen des Gesprächspartners oder durch mehrmaliges Buchstabieren
- 2 Punkte: Erfolg mit einmaligem Nachfragen des Gesprächspartners oder durch einmaliges Buchstabieren
- 3 Punkte: Erfolg ohne Nachfragen des Gesprächspartners und ohne Buchstabieren

Therapiekontrolle: Der Untersucher verwendet die gleichen Namen (gleiche Stadt). Die Scores können verglichen werden.

Item	zu realisierender Name (Stadt)	realisiert als	Bewertung			
			-- (0 Punkte)	- (1 Punkt)	+ (2 Punkte)	++ (3 Punkte)
0	Aufgabe im Rollenspiel üben					
1						
2						
3						
4						
5						
6						
7						
8						
9						
10						

G. Verständlichkeitsbewertung II: Einschätzung des Gesprächspartners

Wie gut funktioniert die Kommunikation mit dem Hauptgesprächspartner?

– leicht verwaschen

– selten ist eine Wiederholung des Gesagten nötig

H. Festlegung der Art der Elektrostimulation

Zutreffendes bitte ankreuzen:

1. Stromform

- [x] keine Muskelatrophie, keine schlaffe Dysarthrie ➜ faradischer Strom
- [ ] Muskelatrophie und/oder schlaffe Dysarthrie ➜ Rechteckstrom
- [ ] keine sichere Diagnose ➜ Rechteckstrom

2. Anlage

- [x] Mundboden
- [ ] N. facialis/Kieferschluss

I. Ziele und Therapieplan

Zusammenfassung

– Sprechen vor Publikum

– kurze Ansagen/Moderationen

 6

Therapieziel

Ziel der folgenden 20 Sitzungen war es, die Zungenspitzenhebung zu verbessern. Da keine Muskelatrophie sichtbar war, wurde mit faradischem Strom am Mundboden stimuliert. Weil der Patient belastbar war und keine myasthenen Reaktionen zeigte, konnte problemlos mit dem üblichen Setting (30 Sek. üben, 30 Sek. Pause über 30 Min.) gearbeitet werden. Es wurde die CCV-Verbindung [ʃla] trainiert, zunächst auf 135 bpm. In den folgenden Sitzungen wurde dieser Wert immer weiter gesteigert. Der Patient wurde in den Pausen angehalten, in der nächsten Sequenz möglichst deutlich das [l] zu sprechen, sobald leichte Unschärfen erschienen.

Die Behandlung wurde am 16. Tag abgebrochen, da das Ziel von 208 bpm bereits erreicht war.

Therapieprotokoll J.W. 01.07.1952

	Nr.	1	2	3	4	5	6	7	8	9	10
	Datum	01.09.	02.09.	05.09.	06.09.	07.09.	08.09.	09.09.	12.09.	13.09.	14.09.
Cluster	Schla	135	138	145	152	144	145	153	160	169	178
	/										
	/										
	/										
	Nr.	11	12	13	14	15	16	17	18	19	20
	Datum	19.09.	20.09.	21.09.	22.09.	23.09	26.09.				
Cluster	Schla	188	195	203	205	208	208				

Zwischenergebnis

Das spontane Sprechen erschien ein gutes Stück deutlicher, der Patient erhielt auch ein entsprechendes Feedback von seinen Verwandten. Es war jedoch noch keine Symptomfreiheit festzustellen, die für einen Auftritt auf der Bühne nötig wäre. Eine Analyse des spontanen Sprechens ergab, dass in den Clustern [lt], [scht] und [st] jeweils das [t] ausgelassen wurde. Wir prüften die Cluster [ilt] und [ist] und kamen zum Ergebnis, dass das [t] bei [ilt] bei 149 bpm und bei [ist] bei 132 bpm nach links lateralisiert wird.

Weitere Therapie

Bei gleicher Form der Elektrostimulation wurde der Patient angewiesen, vor einem Spiegel die oben genannten CCV-Verbindungen zu üben und darauf zu achten, dass die Zunge möglichst in der Mitte steht. Durch die vorhandenen Zähne war die Zungenmitte bei den für die Übung erforderlichen Geschwindigkeiten nur schwer auszumachen. Die Zungenmitte wurde deshalb mit etwas Lebensmittelfarbe markiert, um das visuelle Feedback etwas zu erleichtern.

Beide Cluster konnten in 20 Sitzungen etwas gesteigert werden, jedoch fiel die Leistung zum Ende der Therapie durch eine schwere Bronchitis wieder etwas ab. Nach Abklingen derselben wurde im spontanen Sprechen das [lt] fast in allen Wörtern ausartikuliert. [st] und [scht] blieben aber noch häufig auffällig.

Therapieprotokoll J.W. 01.07.1952

	Nr.	1	2	3	4	5	6	7	8	9	10
	Datum	27.09.	28.09.	29.09.	30.09.	04.10.	05.10.	06.10.	07.10.	10.10.	11.10.
Cluster	ilt	149	153	160	163	166	162	164	165	169	173
	ist	132	133	135	138	142	151	155	154	160	165
	Nr.	11	12	13	14	15	16	17	18	19	20
	Datum	12.10.	13.10.	14.10.	17.10.	18.10.	19.10.	20.10.	21.10.	24.10.	25.10.
Cluster	ilt	178	182	184	185	188	192	194	189	163	170
	ist	172	177	180	185	187	190	192	191	172	177

Ebene der Partizipation

Wir ermutigten den Patienten, eine Vorstellung für die Saarbrücker Schlaganfallselbsthilfegruppe zu moderieren. Der Patient erklärte sich bereit, dass auch Fremde die Vorstellung besuchen durften. In den folgenden Therapiestunden wurde die Anmoderation mit langsamer Sprechweise geübt. Das Sprechen war in der Übungssituation völlig unauffällig. Neben der geübten Anmoderation begann der Patient seine Rede mit den Worten: „Ich hatte vor Kurzem einen Schlaganfall, ich habe noch etwas Probleme mit dem Sprechen, das ist heute mein erster Versuch, also nehmt es mir nicht übel, wenn ihr mich mal nicht versteht.“ Ziel des Patienten war es wohl, sich den psychischen Druck zu

nehmen deutlich sprechen zu müssen, um nicht als betrunken stigmatisiert zu werden. Wir halten dies für eine durchaus sinnvolle Strategie, zu der jedoch nicht jeder den Mut hat. Das Feedback der Selbsthilfegruppe war sehr positiv. Sie bewunderten, dass jemand mit nicht perfektem Sprechen vor solch einer großen Gruppe Fremder eine kurze Rede hielt.
Der Patient konnte seinen Beruf wiederaufnehmen.
Die rein symptomatische Therapie mit der DST war hier nicht ausreichend. Ein Großteil der Symptome konnte beseitigt werden, das Ziel war jedoch auf Ebene der Partizipation eine Wiederaufnahme der Arbeit.

*

Der komplexe Fall

Der Patient erlitt mit 70 Jahren einen Basilarisverschluss infolge dessen er in den ersten Wochen seines Krankheitsverlaufes ein Locked-in-Syndrom zeigte, welches sich innerhalb von 11 Monaten während seines Rehaaufenthaltes etwas zurückbildete. Er war tetraparetisch. Das Sprechen war schwer dysarthrisch, nahezu vollständig unverständlich. Der Patient kompensierte über Buchstabieren, was jedoch auch nicht immer gelang. Er kommunizierte nur mit seiner Frau und dem Pflegepersonal. Es zeigte sich eine doppelseitige faciale Parese. Der Lidschluss war gut erhalten, der Mundast etwas mehr betroffen. Mit Kraftaufwand gelang es dem Patienten jedoch, den Mund verlangsamt zu schließen. Die Zungenbewegung war in alle Richtungen grobmotorisch möglich, jedoch mit eingeschränkter Amplitude, Kraft und Geschwindigkeit. Es war eine deutliche Muskelatrophie festzustellen. Die Stimme war stark behaucht, die Atmung deutlich verkürzt. Eine doppelseitige rechtsbetonte Stimmlippenparese war diagnostiziert, die Tonhaltedauer auf [a] betrug 1–2 Sekunden. Der Patient wurde mit PEG ernährt. Dickflüssige Nahrung war in kleinen Mengen stark verlangsamt laut FEES-Untersuchung möglich. Das Gaumensegel zeigte eine deutlich reduzierte Beweglichkeit sowie ein Kulissenphänomen.

Therapieziele erste Sequenz

Bei der Festlegung der Therapieziele gab der Patient an, dass ihm das Sprechen wichtiger sei als das Schlucken. Wir einigten uns, dass wir zunächst 20 Therapien auf die Stimmlippenparese verwenden würden. Bei der Schwere der Stimmstörung war eine DST nicht möglich, da der Patient aufgrund der Tonhaltedauer nicht in der Lage war, mehrere CCV-Verbindungen hintereinander zu sprechen. Wir gingen davon aus, dass durch den unvollständigen Stimmlippenschluss relativ viel Luft ungenutzt verloren ging. Ferner hatten wir die Hoffnung, dass sich durch diese Therapie als positiver Nebeneffekt die Aspirationsneigung zurückbildet, da durch Mobilisierung der Stimmlippen durch bessere Reinigungsfunktion Residuen im Sinus piriformis reduziert werden können. Verwendet wurde die Therapie nach Barth (1998), siehe hierzu Teil A dieses Buches.

DSD, Informelle Dys-SAAR-thriediagnostik A-I

Datum: 04.01.2016

A. Personendaten

Name: P. Vorname: D. geb.: 15.01.1945

Medizinische Diagnose: Basilarisverschluss

Erkrankungsbeginn: 01.02.2015

B. Beurteilung der artikulationsrelevanten Motorik

Zunge:	
– Zunge herausstrecken:	– in Kraft und Amplitude reduziert – kein Abweichen zu einer Seite
Lippen:	
– Spitzen: – „Zähne zeigen“:	} deutliche Kraftreduktion
Kiefer:	
– Kieferschluss: – Kieferöffnung:	} deutlich verlangsamt

C. Beurteilung der Atmung

Ausatemdauer auf [ʃ]:	5 Sek.
Atmung beim Sprechen:	deutlich unzureichendes Atemvolumen

D. Beurteilung der Stimme

Tonhaltedauer auf [a]:	1–2 Sek.
Stimme beim Sprechen:	stark behaucht/Recurrensparese re > li Velumparese

 1

E (I). Klassifizierung der Bewegungsstörung mit den drei prototypischen Test-CCV-Verbindungen

[ʃla]:

CCV-Verbindung unbeeinträchtigt

Atakische Reaktion bei ____ bpm

– **[ʃ]:**

x [ʃ] unbeeinträchtigt

Lippenausformung unvollständig bei _____ bpm

Myasthene Reaktion bei _____ bpm nach _____ Wiederholungen (schlaffe Reaktion)

Kieferschluss unvollständig bei _____ bpm

Myasthene Reaktion bei _____ bpm nach _____ Wiederholungen (schlaffe Reaktion)

Sagittale Rinnenbildung unvollständig bei _____ bpm

Myasthene Reaktion bei _____ bpm nach _____ Wiederholungen (schlaffe Reaktion)

Sonstiges

– **[l]:**

Zungenhebung unbeeinträchtigt

Zungenhebung unvollständig bei _____ bpm (spastische Reaktion)

Dauerhafte Lateralisierung

Lateralisierung bei _____ bpm

x Myasthene Reaktion (Zungenhebung) bei __68__ bpm nach __4__ Wiederholungen (schlaffe Reaktion)

Myasthene Reaktion (Lateralisierung) bei _____ bpm nach _____ Wiederholungen (schlaffe Reaktion)

Sonstiges

 2

[bla]:

CCV-Verbindung unbeeinträchtigt

Ataktische Reaktion bei ______ bpm

– **[b]:**

x Lippenschluss unbeeinträchtigt

Lippenschluss unmöglich

Lippenschluss unvollständig bei _____ bpm

Myasthene Reaktion bei _____ bpm nach _____ Wiederholungen (schlaffe Reaktion)

Sonstiges ....

– **[l]:**

Zungenhebung unbeeinträchtigt

Zungenhebung unmöglich

Zungenhebung unvollständig bei _____ bpm (spastische Reaktion)

Dauerhafte Lateralisierung

Lateralisierung bei _____ bpm

x Myasthene Reaktion (Zungenhebung) bei _120_ bpm nach _4_ Wiederholungen (schlaffe Reaktion)

Myasthene Reaktion (Lateralisierung) bei _____ bpm nach _____ Wiederholungen (schlaffe Reaktion)

Sonstiges ....

[kla]:

CCV-Verbindung unbeeinträchtigt

Ataktische Reaktion bei_____ bpm

– **[k]:**

x Zungenrückenhebung unbeeinträchtigt

Zungenrückenhebung unvollständig bei _____ bpm

Myasthene Reaktion bei _____ bpm nach _____ Wiederholungen (schlaffe Reaktion)

Sonstiges ....

– [l]:

- Zungenhebung unbeeinträchtigt
- Zungenhebung unvollständig bei _____ bpm (spastische Reaktion)
- Dauerhafte Lateralisierung
- Lateralisierung bei _____ bpm
- x Myasthene Reaktion (Zungenhebung) bei 86 bpm nach 4 Wiederholungen (schlaffe Reaktion)
- Myasthene Reaktion (Lateralisierung) bei _____ bpm nach _____ Wiederholungen (schlaffe Reaktion)
- Sonstiges

[amp]:

- Velumfunktion unbeeinträchtigt
- x Velumfunktion vollständig aufgehoben nahezu
- Velumfunktion unvollständig bei _____ bpm
- Myasthene Reaktion der Velumfunktion bei _____ bpm nach _____ Wiederholungen (schlaffe Reaktion)
- Sonstiges

E (II). Alternative Testverbindungen

Bei Nichtdurchführbarkeit bzw. fehlender Aussagekraft:

Sonstige getestete Verbindungen:	Art der Störung:
/	

F. Verständlichkeitsbewertung I, Äußerungen am Telefon

Telefondiagnostik
- 0 Punkte: Misserfolg oder Abbruch der Kommunikation
- 1 Punkt: Erfolg mit mehrmaligem Nachfragen des Gesprächspartners oder durch mehrmaliges Buchstabieren
- 2 Punkte: Erfolg mit einmaligem Nachfragen des Gesprächspartners oder durch einmaliges Buchstabieren
- 3 Punkte: Erfolg ohne Nachfragen des Gesprächspartners und ohne Buchstabieren

Therapiekontrolle: Der Untersucher verwendet die gleichen Namen (gleiche Stadt). Die Scores können verglichen werden.

Item	zu realisierender Name (Stadt)	realisiert als	Bewertung			
			-- (0 Punkte)	- (1 Punkt)	+ (2 Punkte)	++ (3 Punkte)
0	Aufgabe im Rollenspiel üben					
1						
2						
3						
4						
5						
6						
7						
8						
9						
10						

G. Verständlichkeitsbewertung II: Einschätzung des Gesprächspartners

Wie gut funktioniert die Kommunikation mit dem Hauptgesprächspartner?

– Verständigung über Buchstabieren möglich

 5

H. Festlegung der Art der Elektrostimulation

Zutreffendes bitte ankreuzen:

1. Stromform

- [ ] keine Muskelatrophie, keine schlaffe Dysarthrie → faradischer Strom
- [x] Muskelatrophie und/oder schlaffe Dysarthrie → Rechteckstrom
- [ ] keine sichere Diagnose → Rechteckstrom

2. Anlage

- [x] Mundboden
- [ ] N. facialis/Kieferschluss

I. Ziele und Therapieplan

Zusammenfassung

– Sprechen einfacher Wörter

– Verbessern sozialer Eingebundenheit

– Sprechen mit Freunden

 6

Ergebnisse

Die Tonhaltedauer konnte nach 20 Sitzungen auf 5 Sekunden gesteigert werden. Es wurde eine deutlich gebesserte, jedoch keine normale Stimmqualität erreicht. Auch die Verständlichkeit stieg durch die verbesserte Stimme deutlich. Buchstabieren war nun nahezu immer verständlich. Ebenso konnten kurze Worte manchmal verstanden werden. Die Cluster [bla], [ʃla] und [kla] wurden getestet. Es zeigte sich in allen Bereichen eine deutlich reduzierte Leistung ([kla] 86, [ʃla] 68, [bla] 120). Die Gaumensegelfunktion war mit der CCV-Verbindung [amp] nicht testbar, weil eine relativ ausgeprägte Velumparese das Sprechen eines deutlichen [p] verhinderte, da zu viel Luft durch den Nasenweg ging und somit Plosive nur ansatzweise gebildet werden konnten. Es zeigte sich eine deutlich myasthene Reaktion bei vier CCV-Wiederholungen. Somit legten sowohl die Diagnostik auf Funktionsebene als auch die Strukturebene (Ponsinfarkt) das Vorhandensein einer schlaffen Dysarthrie nahe.

Zweite Therapiesequenz

Folglich wurde zur Stimulation der Rechteckstrom mit 100 ms gewählt, die Stimulation erfolgte am Mundboden (N. hypoglossus). Die gemessenen Cluster wurden über 20 Sitzungen trainiert. Wegen der schnellen Ermüdungsreaktionen wurde die Therapie- und Pausenzeit auf jeweils 10 Sekunden verkürzt. Es zeigten sich deutliche Probleme im Bereich der Zungenhebung, der Patient erhielt ein entsprechendes Feedback. Er wurde darauf hingewiesen, das [l] möglichst deutlich zu sprechen.

Ergebnisse

Die Artikulationsgeschwindigkeit konnte deutlich gesteigert werden: ([kla] 164, [ʃla] 139, [bla] 200). Auch die Muskelermüdungszeit konnte auf 8 CCV-Wiederholungen gesteigert werden. Die Verständlichkeit stieg in den folgenden Sitzungen deutlich an. Auf das Buchstabieren konnte nach dieser Therapiesequenz vollständig verzichtet werden. Auf der Ebene der Teilhabe war der Patient nun einverstanden, zu guten Freunden Kontakt aufzunehmen und sie zu kurzen Besuchen einzuladen. Die Kommunikation gestaltete sich hier jedoch noch manches Mal schwierig. Das Telefon wurde noch vollständig gemieden.

Die eingeklammerten Werte geben die Anzahl der CCV-Wiederholungen an, bis es zur Ermüdungsreaktion kommt. Aus der Dokumentation ist zu ersehen, dass auch dieser Wert gesteigert werden konnte.

Therapieprotokoll D.P. 15.01.1945

	Nr.	1	2	3	4	5	6	7	8	9	10
	Datum	07.03.	08.03.	09.03.	10.03.	14.03.	15.03.	16.03.	17.03.	21.03.	22.03.
Cluster	kla	86 (4)	89 (4)	94 (4)	97 (5)	101 (4)	108 (5)	111 (5)	115 (5)	113 (5)	117 (5)
	Schla	68 (4)	69 (4)	72 (4)	75 (5)	79 (4)	82 (5)	84 (5)	86 (5)	89 (5)	96 (6)
	bla	120 (4)	127 (4)	134 (5)	141 (4)	142 (5)	146 (4)	147 (5)	151 (5)	153 (6)	155 (6)

	Nr.	11	12	13	14	15	16	17	18	19	20
	Datum	23.03.	24.03.	29.03.	30.03.	31.03.	01.04.	04.04.	05.04.	06.04.	07.04.
Cluster	kla	121 (6)	124 (6)	126 (7)	129 (7)	132 (3)	134 (8)	135 (8)	142 (8)	148 (8)	164 (8)
	Schla	93 (5)	102 (6)	110 (6)	113 (7)	109 (7)	124 (7)	127 (8)	114 (7)	139 (8)	139 (8)
	bla	156 (6)	155 (6)	156 (7)	158 (7)	162 (6)	167 (7)	171 (8)	171 (8)	180 (8)	200 (8)

Dritte Therapiesequenz

Wir einigten uns darauf, in den nächsten 20 Sitzungen die Velumfunktion zu verbessern, um die Hypernasalität zu reduzieren. Wir stimulierten das Velum mit Rechteckstrom durch eine Punktelektrode, die auf das Gaumensegel gesetzt wurde. Der Patient sollte Sprechübungen ausführen, die zur Gaumensegelhebung führen (vgl. Teil A des Buches). Nach Beendigung der 20 Sitzungen war eine deutliche Besserung der Velumfunktion zu sehen. Plosive konnten schärfer gebildet werden, die CCV-Verbindung [amp] erreichte eine Geschwindigkeit von 109 bpm.

Vierte Therapiesequenz

Wir entschieden uns, in den nächsten 20 Stunden eine weitere Sequenz DST zur Steigerung der Verständlichkeit durchzuführen. Außerdem war es das Ziel, dass der Patient das Telefon benutzen sollte.

Eine erneute Messung der Artikulationsgeschwindigkeit der drei Test-CCV-Verbindungen ergab keinen wesentlichen Unterschied zum Befund vor der Velumtherapie. Die CCV-Verbindung [bla] wurde nicht weiter trainiert, da sie sich bereits an der Grenze zur Normalbeweglichkeit befand. In der voherigen Therapiesequenz wurde nur der N. hypoglossus stimuliert und auch nur die Hypoglossusfunktion beurteilt. Tatsächlich zeigte die Kieferfunktion jedoch auch Auffälligkeiten. So konnte die CCV-Verbindung [ʃla] zum aktuellen Zeitpunkt noch mit 137 bpm seitens der Zunge artikuliert werden, während die Kieferfunktion jedoch schon bei 110 bpm Auffälligkeiten zeigte.

Zur Verbesserung der Kieferfunktion stimulierten wir die Kaumuskulatur bei der CV-Verbindung [sa]. Zur weiteren Verbesserung der Zungenfunktion wurde bei [ʃli], [ast] und [bRa] der N. hypoglossus stimuliert.

Diese Verbindungen wurden ausgewählt, da sie in der Spontansprache noch am auffälligsten schienen.

Ergebnisse

Bei der Kieferfunktion war relativ schnell eine Besserung zu sehen, sodass die Behandlung des Kieferschlusses in Behandlung 16 abgebrochen wurde und danach nur noch der N. hypoglossus stimuliert wurde. Auffällig war ein kleiner Einbruch der Leistung in Behandlung 16, der am ehesten auf eine Verschlechterung des Allgemeinzustandes durch einen kurzen Infekt zurückzuführen war, dann aber in Behandlung 19 wieder rückläufig war.

Zu der alveolaren Artikulationszone ist anzumerken, dass die CCV-Verbindung [ast] größere Verbesserungen aufwies als [ʃli], was darauf hinweist, dass die Zungenhebung noch mehr beeinträchtigt war als die feinmotorischen Bewegungen der Zungenspitze. Dies ist in der Praxis ein eher seltener Befund. Die CCV-Verbindung [bRa] zeigte deutliche Verbesserungen.

Da sich die verbesserte Motorik deutlich auf die Verständlichkeit auswirkte, wurden dem Patienten Sprechaufnahmen vor und nach der Therapie vorgespielt, um die Motivation zu fördern und ihn zu weiteren Schritten im Bereich der Teilhabe zu ermutigen.

Therapieprotokoll D.P. 15.01.1945

	Nr.	1	2	3	4	5	6	7	8	9	10
	Datum	13.06.	14.06.	15.06.	16.06.	20.06.	21.06.	22.06.	23.06.	27.06.	28.06.
Cluster	Sa	120	134	145	180	178	191	202	178	159	174
	Schli	88	94	96	102	102	106	108	103	112	117
	ast	82	94	105	112	114	121	128	128	144	143
	bra	102	104	110	116	124	130	139	140	149	155
	Nr.	11	12	13	14	15	16	17	18	19	20
	Datum	29.06.	30.06.	04.07.	05.07.	06.07.	07.07.	11.07.	12.07.	13.07.	14.07.
Cluster	Sa	180	185	189	202	208	208	/	/	/	/
	Schli	122	126	129	137	135	120	123	119	132	134
	ast	147	155	158	160	164	167	168	178	165	173
	bra	164	172	180	184	184	153	157	157	171	173

Muskelermüdung spielte bei dieser Therapiesequenz nur noch eine untergeordnete Rolle. Die Therapie-/Pausendauer konnte auf 30 Sekunden erhöht werden. Die Atempausen zwischen den CCV-Wiederholungen waren für die Erholung ausreichend.

Partizipation

Wir vereinbarten, dass der Patient jeden zweiten Tag einen Anruf mit einem Freund oder Verwandten tätigen solle. Der Patient hatte spontan gelernt, bis zu diesem Zeitpunkt seine Sprechgeschwindigkeit zu reduzieren, was ihm an guten Tagen zu einer fast normalen Verständlichkeit verhilft. Auffällig ist bis heute nur eine behauchte Stimme, verlangsamte Sprechweise sowie ein dauerhaftes Durchphonieren stimmloser Laute. Wir verlegten die Therapie danach auf die Schluckstörung. Im zunehmenden Maße akzeptierte er sein Sprechen und nimmt mittlerweile auch Anrufe von Fremden entgegen.

Diskussion und Ausblick

Die DST stellt an Therapeuten relativ hohe Anforderungen. Es bedarf einiges an Kenntnis und Übung, vor allem, wenn es darum geht, aus einem Höreindruck ein schnelles Feedback zu geben. Sowohl unsere vorgelegte Wirksamkeitsstudie als auch persönliche Erfahrungen zeigen, dass Patienten auch im chronischen Stadium deutlich von dieser Art der Therapie profitieren können, was den Aufwand rechtfertigt. Die Erfahrung zeigte, dass Praktikanten (in der Logopädieausbildung) unserer Einrichtung nach drei bis vier supervidierten Therapien in der Lage waren, Therapiesitzungen mit der DST fehlerlos zu leiten.

Die DST wurde entwickelt, um Artikulationsstörungen bei nichtprogredienten schlaffen, spastischen und ataktischen Dysarthrien abzumildern, da dies die häufigste Fragestellung in der Therapie neurologisch bedingter Sprechstörungen ist. Auf die Therapie von Parkinsonpatienten haben wir in unserer Studie verzichtet, da hypokinetische Dysarthrien in aller Regel eine Stimmstörung als Hauptsymptom aufweisen. Hier ist die Beweislage der LSVT-Therapie so gut, dass sie das Mittel der ersten Wahl sein sollte. Jedoch ist auch darauf hinzuweisen, dass es einige positive Therapieversuche mit getaktetem Sprechen gibt. So wurde gezeigt, dass die Verwendung eines Taktes artikulatorische Bewegungen bei Parkinsonpatienten verbessern kann (vgl. Thaut et al. 2001). In Anlehnung an dieses Vorgehen verfeinerten Späth et al. (2016) diese Therapieform. Anzumerken ist jedoch, dass hier Auswirkungen auf die Deutlichkeit untersucht wurden, die ein getaktetes Sprechen hervorruft und nicht Generalisierungseffekte in Alltagssituationen.

Es wäre aus unserer Sicht kein Fehler, die DST bei einem Parkinsonpatienten anzuwenden, der das LSVT bereits absolviert hat, oder bei dem das aus anderen Gründen nicht möglich ist.

Auch wäre eine Übertragung auf die Stimmfunktion denkbar. Bisherige Stimmtherapien sind zumeist auf Atemvertiefung, Kraft und Tonus der Stimmlippen ausgerichtet. Es könnte bei neurologisch erworbenen Stimmstörungen ein Training von schnellen Stimman- und -absätzen unter Zuhilfenahme eines Metronoms sinnvoll sein. Ein Beispiel hierfür wäre die CV-Verbindung [ta] mit dem Auftrag, das [t] stimmlos und das [a] mit guter Stimme zu produzieren. Eine mögliche Indikation wäre das dauerhafte Durchphonieren stimmloser Laute bei schlaffen Dysarthrien, aber auch eine gepresste Stimme bei spastischen Dysarthrien könnte von einer solchen Verbesserung der Diadochokinese profitieren. Die Elektrodenanlage wäre dann auf dem Schildknorpel. Auf praktische Erfahrungen können wir hier jedoch nur sehr eingeschränkt zurückgreifen.

Es sei jedoch darauf hingewiesen, dass die DST immer im Rahmen eines gesamten Therapiekonzeptes stehen muss, wie wir es in den Fallbeispielen dargelegt haben. Wir verstehen die DST als eine sehr praktikable Ergänzung bisheriger Therapieformen, von der bereits viele Patienten deutlich profitiert haben.

10 Zusammenfassende Thesen

Dieses Werk möchte einen innovativen Impuls für die Dysarthrietherapie geben. Die Innovation beruht auf der Auffassung, dass die primäre Bezugswissenschaft für die Dysarthriebehandlung die Phonetik ist. In dieser sind die Begriffe Silbe, Sequenzierung und Zeit wichtige Elemente, die die Grundlage der **D**ys-**S**AAR-thrie**d**iagnostik und -**t**herapie (DSD/DST) bildet. Wir haben hier ein Programm vorgeschlagen, das den Sprechvorgang in sehr funktionalistischer Weise fokussiert. Dennoch wiederholen wir noch einmal, dass die Pragmatik die zweite wesentliche Bezugswissenschaft ist. Das Ziel der Logopädie bei Dysarthrie ist das Ermöglichen von Verständigung unter erschwerten Bedingungen. Der Begriff Verständigung bezieht sich auf ein Gegenüber. Insofern sind auch funktionale Übungen Teil einer Arbeit im Gesamtkontext. Neben Übungen im geschützten Therapieraum oder als angeleitete Eigenarbeit braucht es die Strategieerprobung mit ebenfalls Betroffenen (Gruppentherapie) oder den Trialog des Therapeuten mit den Primär- und Sekundärbetroffenen in den Formaten Information, Beratung und Coaching. Den pragmatischen Aspekt mit entsprechend anderen Settings als dem der Einzeltherapie haben wir in den vorangegangenen Kapiteln nur am Rande gestreift, das Folgekapitel der Gastautorin Vibeke Masoud wird aber mit Blick auf die Gruppentherapie hierauf besonders eingehen.

Der Geltungsbereich einer phonetischen Dysarthrietherapie ist auf bestimmte Ausgangslagen beschränkt. Dies hat sie mit der LSVT-Methode, die Eingang in die Leitlinien der Deutschen Gesellschaft für Neurologie (dgn) zur Dysarthriebehandlung gefunden hat, gemein. Auch klar ist, dass die Sprechfähigkeit und die Fähigkeit, das Sprechen mithilfe von Therapie zu beeinflussen, an basale Voraussetzungen geknüpft sind. Wir haben diese unter den Rubriken Orientierung, Aufmerksamkeit, Gedächtnis und Exekutivfunktionen zusammengefasst.

Zeit und Takt ordnen die Motorik; Sprechen ist die Realisation von Bewegungen unter Zeitvorgaben bzw. unter Zeitaspekt, wobei Tempo und Präzision zusammenkommen müssen. Umgekehrt gesagt: Tempostress und die Verunmöglichung der Präzision potenzieren sich im Falle der Dysarthrie. Die Rückgewinnung der Zeitsynchronisation ist ein fragiles Unterfangen und braucht Geduld und Durchhaltevermögen mit therapeutischer Führung.

Die strukturellen und funktionalen körperlichen Voraussetzungen bzw. Einschränkungen sind, je nach individuellem Einzelfall, sehr unterschiedlich. Minderungen im Zusammenspiel von Grundtonus, Atmung, Sprechatmung und Stimmfähigkeit führen im hochkomplexen Störungsbild zu einer erheblichen Erschwernis der therapeutischen Ausgangslage. Dennoch haben wir hier dafür plädiert, gerade auch bei schweren Dysarthrien die DST einzusetzen. In Bezug auf die Arbeit mit Stromreizen war uns der Unterschied zwischen der Muskulatur des Körpers und der des Gesichtes sowie der Kehlkopfmuskulatur wichtig. Wir hoffen, den Einstieg in diese Methodik erleichtert zu haben. Wer die Scheu vor dieser speziellen Art des Arbeitens ablegt, wird das einfache, unkomplizierte, zielbringende Konzept schätzen.

Eine Bestätigung, dass die Konzentration auf die Zeit – genauer das „Eintakten des Patienten" – sinnvoll und wirksam ist, zeigen erste Einzelfälle.

Wir hoffen, dass wir Mut gemacht haben für einen Einstieg in eine neue Therapieform.

11 Die Dysarthrie-Gruppentherapie (DGT) als kommunikativ orientierte Fortführung des funktional fokussierten Einzelsettings

Vibeke Masoud

Funktionell orientierte repetitive Übungen und motorisches Lernen unter Ausnutzung der Neuroplastizität haben ebenso wie Elektrostimulation zur Unterstützung der Restitution ihren Platz in der Einzeltherapie. Die erforderlichen therapeutischen Maßnahmen hierzu wurden in den vorangegangenen Beiträgen ausführlich dargestellt. Kommunikationserfolg und -lust stellen sich jedoch nur ein, wenn der Betroffene auch befähigt wird, die neu verfügbaren Ressourcen optimal anzuwenden und dort, wo notwendig, Strategien zur Optimierung der Verständlichkeit einzusetzen. Ziel dieses Beitrages ist es, das Konzept der *Dysarthrie-Gruppentherapie (DGT)* vorzustellen, das in der Waldklinik Jesteburg seit Jahren zum Einsatz kommt.

Vertraute versus fremde Gesprächspartner

Umweltfaktoren sind ein wichtiger Aspekt für Verständlichkeit. Es konnte gezeigt werden, dass professionelle Erfahrung mit dysarthrischer Sprechweise oder Vertrautheit der Gesprächspartner einen positiven Effekt auf die Verständlichkeit haben können (Nowack et al. 2009; Schmich et al. 2010; Tjaden & Liss 1995). Außerhalb des häufig stark strukturierten Dialoges in der Einzeltherapie oder außerhalb der Gespräche mit Angehörigen, die mit der dysarthrischen Sprechweise meist sehr vertraut sind und bereits ein perzeptives Modell der veränderten Sprechweise aufgebaut haben, bleibt die Interpretation dysarthrischer Rede für fremde Gesprächspartner aber häufig schwierig. Auch Betroffene selbst geben an, dass Vertrautheit, Verhalten und Anzahl der Gesprächspartner sowie die Dauer eines Gespräches bestimmende Faktoren sind (Hartelius et al. 2008; Nolte & Grötzbach 2015). Es wäre also angezeigt, dem Patienten zu ermöglichen, die in der Einzeltherapie erarbeiteten kommunikativen Fähigkeiten auch mit anderen als den bereits vertrauten Gesprächspartnern zu sichern und auszubauen. Im Folgenden wird beschrieben, wie die sprachtherapeutische Gruppentherapie aufgrund ihrer spezifischen Wirkmechanismen hierzu einen wesentlichen Beitrag leisten kann.

Gruppe ist heterogen

Dysarthrie ist ein heterogenes Störungsbild mit unterschiedlicher Genese, divergierendem Verlauf und komplexer Pathophysiologie. Das Spektrum dysarthrischer Sprechweise ist entsprechend breit. Es reicht von leicht verwaschener, unnatürlich klingender, aber verständlicher Rede bis hin zu komplett unverständlicher Anarthrie. Auch haben situative Faktoren sowie die emotionale und körperliche Verfassung einen Einfluss auf die Verständlichkeit. Trotz großer Unterschiede in Bezug auf zugrunde liegende Erkrankung, Erkrankungsdauer und Schwere der Dysarthrie gibt es einen gemeinsamen Nenner für potenzielle Gruppenteilnehmer: Die reduzierte Verständlichkeit und die damit verbundene, als einschränkend erlebte Teilhabe betrifft alle dysarthrischen Sprecher. Dabei ist es allerdings nicht zwangsweise so, dass die Schwere der Dysarthrie auch die subjektiv empfundene Kommunikationseinschränkung voraussagt (Giel 2000; Hartelius et al. 2008).

Zielgruppe für eine Gruppentherapie sind also prinzipiell alle Patienten mit Dysarthrie, unabhängig von Schweregrad, Ätiologie und Verlauf der Sprechstörung. Allerdings muss vorab die Indikation zur Teilnahme an einer Gruppentherapie sorgfältig im Rahmen der Einzeltherapie geprüft werden. Dies gilt insbesondere bei Patienten, die neben der Dysarthrie die Diagnose Aphasie, Sprechapraxie oder begleitende kognitive Einschränkung haben. Zusätzliche Defizite im Situations- und Sprachverständnis können unter Umständen den Nutzen der Teilnahme weiter limitieren.

Auch Patienten mit progredienten Verläufen der Grunderkrankung, in deren Fällen oft mit einer Verschlechterung oder bestenfalls mit einem gleichbleibenden Grad der Verständlichkeit zu rechnen ist, können von einer Gruppentherapie profitieren. Es ist allerdings zu beachten, dass hier andere Mechanismen der Krankheitsverarbeitung wirken können als bei Patienten, bei denen es ein auslösendes Ereignis gab.

Ob Patienten mit einer Hypakusis (Minderung des Hörvermögens) an der Gruppentherapie teilnehmen sollten, ist im Einzelfall zu entscheiden. Voraussetzung für eine erfolgreiche Gruppenarbeit ist eine gesicherte verbale Interaktion der Teilnehmer miteinander. Teilnehmer mit schwerer Hypakusis könnten einerseits nicht die Kommentare der anderen Teilnehmer zu ihrer Sprechweise verstehen, andererseits besteht die Gefahr, dass der dysarthrische Sprecher den Kommunikationsmisserfolg ungerechtfertigterweise vollständig auf die eingeschränkte Hörfähigkeit seines Gegenübers bezieht und seinen Anteil am Misserfolg dadurch verschiebt.

Ziel der Gruppentherapie

Das übergeordnete Ziel der Gruppentherapie ist der bestmögliche Einsatz der in der Einzeltherapie erarbeiteten funktionalen Verbesserungen sowie der pragmatisch-kommunikativen Strategien für Verständigung unter erschwerten Bedingungen in verbaler Interaktion mit nicht-vertrauten Gesprächspartnern. Bestmöglich bedeutet, dass der Teilnehmer einen für ihn dauerhaft und konstant, also auch in außertherapeutischer Gesprächssituation akzeptablen Grad der Verständlichkeit erreicht hat, der mit seinen kognitiven und körperlichen Ressourcen vereinbar ist. Der Kommunikationserfolg in realen Gesprächssituationen ist entscheidend für die Verbesserung oder Sicherung der kommunikativen Teilhabe.

Wirkmechanismen

Die Teilnehmer können im Agieren mit anderen Personen in der Gruppe ihre individuellen kommunikativen Strategien mit therapeutischer Begleitung erproben, den Effekt direkt erleben und mit dem Feedback der Gruppenteilnehmer für sich einordnen bzw. positiv verbuchen. Silbisches Sprechen klingt sehr unnatürlich und überkontrolliert. Auch andere Strategien wie Sprechökonomie oder Tempokontrolle entsprechen meist nicht dem gewohnten Kommunikationsstil und erfordern demnach Energie und Überwindung. Die eigene Belastbarkeitsgrenze zu erkennen und dann Redebeiträge pragmalinguistisch abzubrechen, bedarf ebenso einer hohen Konzentration und Aufmerksamkeit. In der Gruppe besteht die Chance, den Teilnehmern den Wert dieser besonderen Anstrengung aufzuzeigen. Sie können idealerweise nicht nur bei anderen Teilnehmern den Effekt von Kompensationsstrategien beobachten, sondern es auch bei sich selbst erleben.

Transfer Einzeltherapie und Gruppentherapie

Die individuellen Strategien der Teilnehmer können sehr verschieden sein. In der Einzeltherapie sollte der Teilnehmer daher zunächst persönliche Strategien erarbeitet haben, um diese dann in der Gruppe zu verbalisieren, zu memorisieren und idealerweise automatisiert anzuwenden. Es muss deshalb auch eine Übergabe vom Therapeuten der Einzeltherapie an den Gruppenleiter stattfinden, genauso wie der Gruppenleiter den Therapeuten der Einzeltherapie darüber informiert, inwieweit der betreffende Patient in der Gruppe erfolgreich kommuniziert.

Metakommunikation

Phasen des motorischen Lernens gelten auch für Änderungen des Sprechverhaltens: *kognitiv verstehen – assoziativ verbinden – automatisiert ausüben*. Betroffene müssen verstehen, warum ihre Sprechweise überhaupt verändert ist. Der Gruppenleiter thematisiert daher immer wieder zu Beginn einer Gruppentherapie oder bei neuen Teilnehmern das Zusammenspiel von Haltung, Atmung, Phonation, Artikulation und anderer, die Sprechweise bedingender Faktoren. Um die Aufmerksamkeit auf die individuellen Kommunikationsstrategien zu lenken, werden die individuellen Kommunikationsstrategien immer wieder verbalisiert, am besten von den Teilnehmern selbst. Boyle et al. (1999) schlagen sogar eine Verschriftlichung der individuellen Strategien vor, eine Art Merkzettel, die der Teilnehmer auch für seine Angehörigen mitnehmen kann. Das Anwenden der Kommunikationsstrategien stellt dann idealerweise eine positive Assoziation zwischen dem Konzentrationsaufwand und dem Effekt auf den Kommunikationserfolg her. Bekommt der Teilnehmer außerdem noch Lob von Peers, ist die assoziative Verbindung noch stärker. Das automatisierte Ausüben der Verhaltensänderung bedarf letztendlich dann keiner externen Aufforderung des Gesprächspartners mehr. Es wird in verschiedenen Kommunikationssituationen, mit unterschiedlichen Gesprächspartnern und nur wenig Konzentrationsaufwand durchgeführt.

Merkzettel der individuellen Strategien

Hier ein Beispiel für einen *„Merkzettel kommunikativer Strategien“* (angelehnt an Boyle et al. 1999): Patienten markieren zunächst, welche Therapieziele bzw. Strategien in der Einzeltherapie erarbeitet wurden. Danach werden diese in der Gruppe vorgetragen und andere Teilnehmer werden im Verlauf um Feedback gebeten, inwieweit diese Ziele erreicht bzw. Strategien von den einzelnen Teilnehmern umgesetzt werden.

Mein Ziel/ meine Strategien			
	nie	manchmal	immer ☺
Ich schaue meinen Gesprächspartner an.			
Ich spreche erst, wenn alle aufmerksam sind.			
Ich achte auf die Atmung.			
Ich achte auf meinen Speichel.			
Ich frage nach, ob mich alle verstanden haben.			
Ich mache den Mund weit auf beim Sprechen.			
Ich betone Wichtiges besonders.			
...			

Feedback

Nicht immer stimmt die Eigenwahrnehmung der von Dysarthrie Betroffenen mit der Fremdwahrnehmung ihrer Gesprächspartner überein. Jedoch gibt das Erkennen der eigenen Defizite erst Anlass zur Verhaltensänderung. Feedback im Rahmen der Gruppentherapie ist daher ausdrücklich gewünscht. Feedback muss aber explizit unter den Gruppenmitgliedern vereinbart sein und respektvoll bzw. wertschätzend geäußert werden, denn Kritik zur Sprechweise ist im Alltag unter Fremden ungewöhnlich, unhöflich und kann sogar konfliktträchtig sein. Nur wenn eine ausreichende Kohäsion gegeben ist, eine Atmosphäre des Vertrauens besteht, die Teilnehmer ein Interesse füreinander entwickelt haben und das Gruppengeschehen für sich selbst als relevant erachten, besteht die Möglichkeit, konstruktives, aber auch negatives Feedback der Teilnehmer untereinander zu initiieren. Der Gruppenleiter selbst kann durch bestimmte Techniken Feedback stimulieren: *„Ich habe Herrn X nicht verstanden. Wer kann helfen? Herr Z. haben Sie Herrn X. verstanden? Warum nicht?"* oder *„Herr Y. hat heute gut gesprochen! Ich habe ihn prima verstanden. Was meinen die Anderen? Haben Sie eine Idee, was Herr X eben anders gemacht hat?"*

Geschützter Raum und Gruppenleiter als Anwalt

Dysarthrische Sprecher erleben im Alltag häufig die Situation, dass ihre Gesprächspartner eher so tun, als hätten sie die Äußerung verstanden. Aber auch offen gelegte Missverständnisse führen zu Wut, Enttäuschung und Frustration (Schmich et al. 2010). Oft haben dysarthrische Sprecher auch das Problem, dass sie ihre Redebeiträge nur langsam artikulieren oder initiieren können und sich daher zeitlich nicht passend in den Gesprächsverlauf einbringen können. Es kommt auch vor, dass wohlmeinende, aber ungeduldige Gesprächspartner Äußerungen unterbrechen, um die Konversation zu beschleunigen. Dysarthrische Sprecher berichten auch davon, dass sie sich in Unterhaltungen eher zurückhalten und sich nur dann beteiligen, wenn sie explizit angesprochen werden (Laing 2007). Gruppengespräche mit schnellem Sprecher- und Themenwechsel können daher frustrierend sein und die Kommunikationslust reduzieren. Das Setting der Gruppentherapie zusammen mit Gleichbetroffenen bietet von daher einen sehr wichtigen, weil geschützten Raum. Hier gelten zuvor deklarierte Gruppenregeln, wie z. B. niemanden in seiner Rede zu unterbrechen. Der Gruppenleiter fungiert gewissermaßen als Anwalt der Gruppenregeln und unterstützt die Teilnehmer dabei, pragmatisch-funktionelle Strategien, die Rederecht und Aufmerksamkeit sichern, anzuwenden und sich angstfrei am Gespräch zu beteiligen.

Mitverantwortung in der Hörerrolle

Kommunikationserfolg hängt auch davon ab, inwieweit beide Gesprächspartner die Verantwortung für gelingende Verständigung übernehmen. Ein Sprecher muss sich dafür in die Rolle seines Gegenübers hineinversetzen können und sein Kommunikationsverhalten so gestalten, dass er jederzeit davon ausgehen kann, dass er verstanden wird. Dysarthrische Sprecher sind aufgrund der eingeschränkten Verständlichkeit damit konfrontiert, dass sie mehr noch als gesunde Sprecher intensiv auf die kommunikativen Signale ihres Gesprächspartners achten müssen. Dazu gehört vor allem den richtigen Augenblick für ihren Redebeitrag zu wählen, was aufgrund der bei Dysarthrie gestörten Timing-Prozesse besonders schwierig ist. Mimische Signale oder Nachfragen des Gesprächspartners müssen adäquat interpretiert und beantwortet werden. Bekommt der dysarthrische Sprecher die Rückmeldung, dass er zu schnell spricht, sollte er eine adäquate verständnissichernde Strategie, beispielsweise das silbische Sprechen, anwenden. Da traditionell in der Dysarthrietherapie eher auf die Sprecherrolle fokussiert wird, ist es besonders wichtig, dem Gruppenteilnehmer aufzuzeigen, dass er auch Verantwortung in der Hörerrolle übernehmen muss, um die Kommunikation sicherzustellen.

Teilnehmer beobachten und erleben unmittelbar, wie ihr Verhalten die Reaktionen ihrer Gesprächspartner beeinflusst. Idealerweise lernt der Gruppenteilnehmer, wie er Missverständnisse entdecken und effektiv auflösen kann, indem er seinerseits z. B. durch Nachfragen kontrolliert, ob seine Rede verständlich war. Er lernt, wie er seine Gesprächspartner effektiv führen und damit seinen Anteil an der Kommunikationsverantwortung übernehmen kann. Werden dabei nonverbale Mittel wie Blickkontakt oder Gestik verwendet, ist eine erfolgreiche Kommunikation umso wahrscheinlicher.

Ungerechtfertigte Zuschreibungen

Dysarthrische Sprechweise beeinflusst nicht nur den Grad der Verständlichkeit und damit den Kommunikationserfolg, sondern auch, wie der Sprecher im Alltag als Person wahrgenommen wird, d. h. welche Attribute ihm von anderen über den Sprecheindruck zugeschrieben werden. Stimme, Sprechweise, Prosodie oder Mimik beeinflussen zu einem erheblichen Teil das Bild, das wir von unserem Gegenüber haben. Patienten, deren Sprechweise verändert oder gar entstellt ist, haben daher Probleme, sich über diese Wege darzustellen. Ihr Selbstbild ist eher negativ (Hartelius et al. 2008). Auf Unbekannte wirkt dysarthrische Sprechweise befremdlich, verunsichernd und die Kommunikation wird als mühsam empfunden. Dysarthrische Sprecher werden oftmals auch als weniger intelligent und interessiert angesehen (Laing 2007). Hypotone Mimik wird assoziiert mit mürrisch, emotionslos und antriebsgemindert (Rösler et al. 2012).

In der Gruppe treffen von Dysarthrie Betroffene auf Peers, die ähnliche Probleme haben. Wenn Teilnehmer Rückmeldungen der anderen Gruppenmitglieder nicht nur zur reinen Verständlichkeit, sondern auch zu Aspekten der Wirkung als Person erfahren, kann dies dazu dienen, einen angemessenen Umgang mit der Sprechstörung zu entwickeln und auch Sprechangst zu reduzieren. Eigene Probleme werden unter Umständen anders gewichtet (Ziegler & Vogler 2010). Idealerweise kann dadurch auch einem sozialen Rückzug entgegengewirkt werden (vgl. Rösch & Kromer 1996).

Gruppenkonzepte und Wirkungsnachweise

Die vorangestellten grundsätzlichen Überlegungen sind Teil des Konzeptes der Dysarthrie-Gruppentherapie (DGT) an der Waldklinik Jesteburg. Die DGT schließt eine konzeptionelle Lücke. Nur wenige Publikationen befassen sich mit Gruppentherapie bei Dysarthrie (Boyle et al. 1999; Laing 2007; Mackenzie et al. 2012; Rösch & Kromer 1996; Vickers et al. 2015). In den veröffentlichten Konzepten werden folgende Elemente mit unterschiedlicher Gewichtung berücksichtigt:

- reines Artikulationstraining anhand von Wortlisten bis hin zum gemeinsamem Lesen von Theaterskripten mit verteilten Rollen,
- funktionelle Übungen zur Sprechatmung, Phonation, Prosodie und zum Speichelmanagement,
- Konversation mit Fokus auf die Anwendung kompensatorischer Strategien zur Optimierung der Verständlichkeit sowie Verbesserung pragmatischer Kompetenzen,
- Vermittlung störungsrelevanten Wissens zur Bewusstmachung der Vorgänge beim Sprechen sowie zur Sicherung von Motivation und Compliance.

Speziell für Patienten, die infolge eines Morbus Parkinson eine Dysarthrie entwickelt haben, ist die Anwendung des Lee Silverman Voice Treatment (LSVT) im Gruppensetting beschrieben (Griffiths & Burtenshaw 2001; Manor et al. 2005; Searl et al. 2011).

Gruppentherapie bei Dysarthrie wird überwiegend als sinnvolle und notwendige Ergänzung zur Einzeltherapie gesehen (Boyle et al. 1999; Rösch & Kromer 1996; Rösler et al. 2012; Vickers et al. 2015; Ziegler & Vogel 2010).

Wirkungsnachweise sind allerdings rar und entsprechend gering ist die Evidenzlage. Am besten untersucht ist Gruppentherapie für an Morbus Parkinson Erkrankte. Gruppenprogramme, die Übungen nach der LSVT Methode und/oder kommunikatives Training beinhalteten, führten zu Verbesserungen der Phonation, der Verständlichkeit und der kommunikativen Fähigkeiten (Griffiths & Burtenshaw 2011; Mackenzie et al. 2012; Manor et al. 2005; Searl et al. 2011).

Die Messung der Verständlichkeit dysarthrischer Sprechweise und die Auswirkung dieses Handicaps auf die soziale Teilhabe bleibt insgesamt aufgrund fehlender Messinstrumente noch problematisch (vgl. hierzu auch Kapitel 3 Diagnostik).

Die Gruppe starten

Die *Dysarthrie-Gruppentherapie (DGT)* ist für eine rollende Gruppe mit wechselnden Teilnehmern ausgelegt. Dies bietet den Vorteil, dass sich kein Gewöhnungseffekt an die dysarthrische Sprechweise der anderen Teilnehmer einstellt. Ebenso muss sich der Teilnehmer selbst auch immer wieder auf neue Gesprächspartner und deren Verhaltensweisen einstellen. Im klinisch-stationären Alltag ist eine rollende Gruppe ohnehin der gängige Modus. Homogenität ist keine zwingende Voraussetzung für eine Gruppenzusammenstellung (vgl. Masoud et al. 2016).

Im ambulanten Bereich ist die Fluktuation der Patienten in der Regel geringer. Aber auch hier ist Heterogenität einfacher zu realisieren als Homogenität. Der Vorteil einer Gruppenzusammenstellung im ambulanten Setting ist die Konstanz der Zusammensetzung. Hierdurch kommt es zu einer schnelleren und tragfähigen Vertrautheit der Teilnehmer untereinander. Dadurch ist die Toleranz für gegenseitiges kritisches Feedback erhöht. Eine tragfähige Kohäsion ist ebenfalls die Voraussetzung für die Teilnahme von Angehörigen an der Gruppentherapie. Nur in wenigen Programmen werden Angehörige explizit zur Gruppentherapie eingeladen (Mackenzie et al. 2012; Manor et al. 2005).

Eine Dauer von 45 bis 60 Minuten erscheint sinnvoll, um bei einer Teilnehmerzahl von 4 bis 5 Patienten jedem Teilnehmer ausreichend Redezeit gewähren zu können. Zu bedenken ist gerade beim Störungsbild der Dysarthrie die oftmals verlangsamte Sprechweise.

Ein fester Gruppenleiter, ein fester Termin, ein fester Ort sollten, soweit realisierbar, in der Arbeit mit neurokognitiv beeinträchtigten Patienten, insbesondere bei verkürzter Merkspanne, reduziertem Arbeitsgedächtnis und eingeschränkter Wahrnehmung beibehalten werden. Ein strukturierter Ablauf der einzelnen Sitzungen ermöglicht den Teilnehmern, kognitive Ressourcen für die eigentliche Gruppenarbeit bereitzustellen. Es ist zu bedenken, dass das Gruppengeschehen trotz fester Abläufe unvorhersehbar sein kann. Nicht immer beteiligen sich die Teilnehmer im gewünschten Maß am Geschehen, manche zu viel, manche zu wenig. Nicht immer wird Feedback in gewünschter Form und Effektivität gegeben. Einige Teilnehmer könnten um die Aufmerksamkeit des Gruppenleiters wetteifern und sich daher wenig in verbale Interaktion mit anderen Teilnehmern begeben. Auch für den Gruppenleiter ist es eine Herausforderung, mit den unterschiedlichen Verhaltensweisen der Teilnehmer umzugehen. Die Moderation des Gruppengeschehens sollte schließlich derart gestaltet sein, dass alle Teilnehmer optimal gefördert und gefordert werden. Der Gruppenleiter ist unter Umständen trotz oder aufgrund seiner führenden Rolle ebenfalls nicht frei von emotionalem Stress. Er muss relativ spontan entscheiden, wann er eingreifen und das Gruppengeschehen lenken muss und wann er sich zurücklehnen und abwarten kann. Eine feste Struktur kann daher auch ihm ein Gerüst sein, das Klarheit und Gelassenheit verschafft.

Didaktik

Das didaktische Grundkonzept der DGT ergibt eine ritualisierte Abfolge von Aktionen (vgl. Masoud et al. 2016):

1. Gegenseitiges Vorstellen und Kennenlernen; Begrüßung der neuen Mitglieder.
2. Vorstellen des Gruppenkonzeptes und der Gruppenregeln für das neue Mitglied, am besten durch ein älteres Mitglied.
3. Vermittlung störungsrelevanten Wissens zur (Sprech-)Atmung, Phonation, Artikulation, Kommunikation und deren Zusammenspiel.
4. Verbalisieren und Memorisieren der eigenen individuellen Kommunikationsstrategien.
5. Feedback der Gruppenmitglieder untereinander, inwieweit diese Strategien bereits umgesetzt werden und welche Konsequenz sich daraus für die Verständlichkeit ergibt.
6. Verschriftlichen der einzelnen Strategien oder Auswahl aus einer vorbereiteten Liste, im Anschluss als Merkblatt mitzugeben.
7. Praktische Anwendung der Kommunikationsstrategien bei einem Sprechspiel oder Ähnlichem.
8. Gemeinsame Reflexion am Ende der Therapiesitzung, Ausblick auf die Folgesitzung.

Nur wenn Betroffene eigene Probleme erleben, aber auch verstehen und bewerten können, ist eine Verhaltensänderung möglich. Aus diesem Grund sollte die Phase der eigentlichen praktischen Anwendung von den Phasen der Metakommunikation (Verbalisieren der Strategien, Feedback der anderen Teilnehmer hierzu und die Reflexion am Ende) deutlich voneinander getrennt sein. Der Gruppenleiter nutzt dazu seine Moderation, z. B. durch:

- *„Herr X ist ja heute neu in der Runde dabei. Herr Y, mögen Sie Herrn X erklären, worum es hier in der Gruppe geht?"*, oder
- *„Herr X, haben Sie mit der Kollegin in der Einzeltherapie schon herausgefunden, was Sie noch tun können, um gut verstanden zu werden?"*, oder
- *„Herr Y, wissen Sie noch, was Sie tun können, um besser verstanden zu werden? Haben die anderen ähnliche Strategien oder ist es etwas anderes? Und wie klappt es mit der Umsetzung?"* und

- *„Lassen Sie uns das jetzt mal praktisch anwenden! Ich hab da mal was mitgebracht!"*

Solche Moderationen sind als Elemente der Steuerung sehr wichtig und die Hauptaufgabe auf dem Weg zum individuellen Erfolg und zum Zusammenhalt der Gruppe. Eine zentrierte Ausrichtung des Gruppengeschehens auf den Gruppenleiter ist auf jeden Fall zu minimieren.

Beispiele der inhaltlichen Gestaltung. Es sind alle Inhalte geeignet, die die Interaktion der Teilnehmer untereinander fördern.

- „Bingo ähnlich klingender Wörter" (Schubi Verlag), um die Überartikulation auf Wortebene im spielerischen Wettbewerb zu trainieren.
- „Her damit" (ProLog Verlag), um die Überartikulation auf Wortebene (Zahlen und Straßennamen) zu trainieren und um den Einsatz pragmatischer Strategien, insbesondere Feedback zur Verständlichkeit zu provozieren.
- „Russischer Regisseur" (ProLog Verlag), um die bewusste Artikulation und Kontrolle des Sprechtempos auf Phrasenebene (Zungenbrecher) zu trainieren.
- Ratespiele im Wettbewerb, wobei die Lösungsitems gezielt schwierige Konsonantenverbindungen enthalten.
- Rollenspiele zu konfliktreichen Situationen, wobei u. a. Sprechökonomie und auch Verständlichkeit auf Gesprächsebene trainiert werden.
- Freie, therapeutisch moderierte Gespräche, um die Lust an Kommunikation zu erhalten.

Viele andere Situationen bzw. Sprechakte eignen sich ebenso gut wie Spiele für die DGT, zum Beispiel gemeinsam etwas planen, Diskussionen führen, ein Austausch zur Biografie der Teilnehmer und vieles mehr (vgl. Masoud et al. 2016). Gruppenangebote in rehabilitativen Einrichtungen können auch sehr gut interprofessionell angelegt sein.

Beginnen Sie jetzt

Seit mehreren Jahren finden in der Waldklinik Jesteburg Gruppentherapien bei Dysarthrie nach dem DGT-Konzept fünfmal pro Woche statt. Wir haben beobachten können, dass viele dysarthrische Sprecher Zugewinne in ihren kommunikativen Fähigkeiten erzielen konnten. Gruppentherapie ist eine Herausforderung sowohl für Betroffene als auch für den Therapeuten.

„Gruppentherapie ist eine mögliche Route auf dem rehabilitativen Weg, zurück zur sozialen Teilhabe. Die Leitplanken für diesen Weg haben wir hier vorgestellt. Eine Gruppe ist ideal, um auch die nicht rein sprachlich bezoge-

nen Ziele der Sprachtherapie zu erreichen: Abwehr der sozialen Isolation und Depression. Eine logopädische Gruppentherapie kann und soll den Teilnehmenden aufzeigen, dass sie trotz Sprach- oder Sprechstörung in der Lage sind, Kontakte zu knüpfen, zu interagieren und sich erfolgreich mitzuteilen. Auf diese Weise wird die Kontinuität der eigenen Person aufrechtgehalten. Denn gehört werden und sich äussern können, trotz Einschränkungen, führt direkt zu erlebter Lebensqualität."
(Masoud et al. 2016)

Die Durchführung kann und soll aber auch Spaß bereiten – in diesem Sinne, an alle zukünftigen Teilnehmer und Gruppenleiter: Viel Vergnügen!

Teil C

Literatur
Informeller Beurteilungsbogen DSD
Die Autorinnen und Autoren

12 Literatur

Ackermann, H. (2015). Neurogene Sprech- und Stimmstörungen (Dysarthrie/Dysarthrophonie), Leitlinien der dgn, https://www.dgn.org/leitlinien/2432-ll-90-2012-neurogene-sprech-und-stimmstoerungen-dysarthriedysarthrophonie

Barth, V. (1998). Elektrotherapie bei Recurrensparese. Vortrag Professor König – und Leiserschule für Logopädie und Ergotherapie.

Bhogal, S.K., Teasell, R.W., Foley, N.C., Speechley M.R. (2003). Rehabilitation of aphasia: More is better, Top Stroke Rehabilitation, 10(2), 66-76.

Blumfeld, L., Hahn, Y., LePage, A., Leonard, R., Belafski, P.C. (2006). Transcutaneous electrical stimulation versus traditional dysphagia therapy: A nonconcurrent cohort study. Otolaryngology - Head and Necksurgery, 135, 754-757.

Boersma, P., Weenink, D. (2017). „Praat" www.praat.org.

Böggering, J. (2008). Einfluss einer cutanen elektrischen Stimulation des Halses auf den motorischen Kortex bei gesunden Probanden. Diplomarbeit RWTH Aachen.

Bose, I. (1994). Zur temporalen Struktur frei gesprochener Texte (Forum Phoneticum). Frankfurt am Main: Hector.

Bossert, F.P., Jenrich, W., Vogedes, K. (2006). Leitfaden Elektrotherapie. München: Elsevier.

Boyle, M., Marchese, A.M., Green, C.V. (1999). Group therapy for Dysarthria. Elman, R.J. (ed.) Group Treatment of Neurogenic Communication Disorders. Boston: Butterworth/Heinemann.

Breitbach-Snowdon, H. (2003). UNS Untersuchung neurologisch bedingter Sprech- und Stimmstörungen. Köln: ProLog.

Buhusi, C., Meck, W. (2005). What makes us tick? Functional and neural mechanisms of interval timing. Nat Rev Neurosci/19, 755-765.

Bülow, M., Speyer, R., Baijens, L., Woisard, V., Ekberg, O. (2008). Neuromuscular Electrical Stimulation (NMES in Stroke Patients with Oral and Pharyngeal Dysfunction). Dysphagia 23, 302-309.

Carnaby-Mann, G.D., Crary, M.A. (2007). Examing the Evidence on Neuromuscular Electrical Stimulation for Swallowing. Archives of Otolaryngology - Head and Neck Surgery, Vol 133.

Castillo-Morales, R. (1991). Die Orofaciale Regulationstherapie. München: Pflaum.

Chedru, F., Bastard, V., Efron, R. (1978). Auditory micropattern discrimination in brain damaged subjects. Neuropsychologia 16, 141-149.

Chomsky, N. (1965/1973). Aspekte der Syntax-Theorie. Frankfurt am Main: Suhrkamp.

Cinar, H. (2012). Apparative Dysarthriediagnostik. Untersuchung mittels Sonogramm. Norderstedt: Grin Verlag.

Corsten, S., Mende, M., Cholewa, J., Huber, W. (2004). Modellgeleitete Therapie von phonologischen Störungen bei Aphasie: Eine Einzelfallstudie zur Leitungsaphasie. In: Die Sprachheilarbeit 49(6), 284-297.

Coull, J., Cheng, R.K., Meck, W. (2010). Neuroanatomical and neurochemical substrates of timing. Neuropsychopharmacology 36/1, 3-25.

Cronbach, L.J. (1990). Essentials of Psychological Testing. New York: Harper Collins.

Darley, F.L., Aronson, A.E., Brown, J.R. (1975). Motor Speech Disorders. W.B. Saunders Company, Philadelphia.

Davis, B.L., MacNeilage, P.F. (2004). The frame/content theory of speech evolution: from lip smacks to syllables. Primatologie, Vol. 6, 305-328.

De Bleser, R., Cholewa, J., Stadie, N., Tabatabaie, S. (2004). LEMO – Lexikon modellorientiert. Einzelfalldiagnostik bei Aphasie, Dyslexie und Dysgraphie. München: Urban & Fischer.

De Saussure, F. (1916/1967). Grundfragen der allgemeinen Sprachwissenschaft. Berlin: De Gruyter.

Doeltgen, S.H., Dalrymple-Alford, J., Ridding, M.C., Huckabee, M.L. (2010). Differential effects of neuromuscular electrical stimulation parameters on submental motor-evoked potentials. Neurorehabil Neural Repair 24, 519-527.

Duffy, J.R. (2005). Motor Speech Disorders: Substrates, Differential Diagnosis and Management. St. Louis: Elsevier Mosby.

Enderby, P., Palmer, R. (2012). FDA – 2 Frenchay Dysarthrie Assessment. Idstein: Schulz-Kirchner, 3. Auflage.

Finauer, G. (2009). Therapiemanuale für die neuropsychologische Rehabilitation. Heidelberg: Springer.

Fraser, C., Rothwell, J., Power, M., Hobson, A., Thompson, D., Hamdy, S. (2003). Differential changes in human pharyngoesophageal motor excitability induced by swallowing, pharyngeal stimulation, and anesthesia. Am J Physiol Gastrointest Liver Physiol 285, G137-G144.

Freed, M.L., Freed, L., Catburn, M.C. (2001). Electrical stimulation for swallowing disorders caused by Stroke, Respiratory Care 46(5).

Fuchs, S., Pompino-Marschall, B., Perrier, P. (2007). Is there a biological grounding of phonology? Determining factors, optimization and communicative usage. In: Proceedings of the 16th International Congress of Phonetic Sciences, Saarbrücken, 6-10 August 2007, 219-223. [online ID 1769; http://www.icphs2007.de/conference/Papers/1769/1769.pdf]

Gallas, S., Marie, J.P., Leroi, A.M., Verin, E. (2010). Sensory transcutaneous electrical stimulation improves post-stroke dysphagic patients. Dysphagia 25, 291-297.

Giel, B. (2000). Dysarthrie/Dysarthrophonie als kritisches Lebensereignis. Frankfurt am Main: Lang.

Götze, R., Höfer, B. (1999). AOT - Alltagsorientierte Therapie bei Patienten mit erworbener Hirnschädigung. Stuttgart: Thieme Verlag.

Griffiths, S. & Burtenshaw, E. (2011). Dysarthria and group intervention. RCSLT-Bulletin. [www.rcslt.org, abgerufen 06.03.2018].

Gröne, B. (2009). ICF und Dysarthrie. Forum Logopädie 23(4), 16-21.

Grötzbach, H. (2010). Rehabilitation bei Sprach- und Sprechstörungen: Grundlagen und Management. In: Frommelt P., Lösslein H.: Neurorehabilitation. Berlin: Springer Verlag.

Grötzbach, H., Schöler, M. (2014). Aphasie. Wege aus dem Sprachdschungel. Berlin: Springer.

Grötzbach, H., Iven, C. (2018). Zur Bedeutung der ICF. In: Grohnfeldt, M. (Hrsg.): Kompendium der akademischen Sprachtherapie und Logopädie Band 1. Stuttgart: Kohlhammer.

Haas, E. (2017). Diagnostik kindlicher Dysarthrien. Sprache Stimme Gehör 41, 41-43.

Hamdy, S., Aziz, Q., Rothwell, J.C., Power, M., Singh, K.D., Nicholson, D.A., Tallis, R.C., Thompson, D.G. (1998). Recovery of swallowing after dysphagic stroke relates to functional reorganization in the intact motor cortex. Gastroenterology 115, 1104-1112.

Hartelius, L., Elmberg, M., Holm, R., Lövberg, A.-S., Nikolaidis, S. (2008). Living with Dysarthria: Evaluation of a Self-Report Questionnaire. Folia Phoniatr Logop 60, 11-19.

Heidler, M.D. (2010). Kognitive Dysphasien: Einteilung - Diagnostik - Therapie. PathoLink 16, 12-13.

Huber, W., Poeck, K., Willmes von Hinckeldey, K., Weniger, D. (1983). Aachener Aphasie Test. Göttingen: Hogrefe Verlag.

Hustad, K., Sassano, K. (2002). Effects of rate reduction on servere spastic dysarthria in central palsy. Journal of Medical Speech-Language Pathology 10, 287-292.

Jakobson, R. (1941/1992). Kindersprache, Aphasie und allgemeine Lautgesetze. Frankfurt am Main: Suhrkamp.

Kabat, H., Knott, M. (1953). Proprioceptive facilitation techniques for treatment of paralysis. Physical Therapy Review (17), 33-53.

Kalkhof, S., Walker, M. (2011). Atmung und Stimme: wieder sprechen … . In: Nusser-Müller-Busch: Die Therapie des Facio-Oralen Traktes, 3. Auflage. Berlin: Springer Verlag.

Kaufmann, E.G., Engel, S.A. (2016). Dementia and well-being: A conceptual framework based on Tom Kitwood's model of needs. Dementia, 15(4), 774-788.

Keller, E. (1979). Planing and execution in speech production. Montreal working papers in linguistics 13, 34-51.

Kiger, M., Brown, C.S., Watkins, L. (2006). Dysphagia management: An analysis of patient outcomes using VitalStim therapy compared to traditional swallow therapy. Dysphagia 21, 243-253.

Kittel, A. (1990). Myofunktionelle Therapie. In: Grohnfeldt, M. (Hrsg.): Handbuch der Sprachtherapie. Berlin: Marhold.

Klunker-Jäger, C., Rätzer, A. (2015). Therapie bei Gaumensegelstörungen. Idstein: Schulz-Kirchner.

Kotz, S., Schwarze, M. (2010). Cortical speechprocessing unplugged: a timely subcortico-cortical framework. Trends in Cognitive Science 14/9, 392-399.

Kroker, C., Lawinger, S. (2009). Denkimpulse zur Elektrostimulation bei Dysphagie. Logos interdisziplinär Jg. 17, 283-291.

Kroker, C., Steiner, J. (2015). Die informelle Dys-Saar-thrie-Diagnostik. https://www.hfh.ch/de/unser-service/expertenwissen-online/sprache-und-demenz/.

Kruse, E. (2006). Systemik der konservativen Stimmtherapie. In: Böhme, G.: Sprach-, Sprech-, Stimm- und Schluckstörungen. Band 2: Therapie. München und Jena: Urban & Fischer.

Laing, C. (2007). Group Therapy to improve communicative participation in people with multiple sclerosis and dysarthria. Way ahead 11(2), 8-10

Leelamanit, V., Limsakul, C., Geater, A. (2002). Synchronized electrical stimulation in treating pharyngeal dysphagia. Laryngoscope 112, 2204-2210.

Levelt, W.J.M. (1993). The architecture of normal spoken language use. In: Blanken, G. (Hrsg.): Linguistic disorders and pathologies. Berlin, 1-16.

LSVT Global (2013). LSVT LOUD Training and Certification Workshop, Skript zum Workshop 2013 in Mainz.

Luria, A. (1970). Die höheren kortikalen Funktionen des Menschen und ihre Störungen bei örtlichen Hirnschädigungen. Berlin: VEB.

Mackenzie, C., Paton, G., Kelly, S., Brady, M. & Muir, M. (2012). The Living with dysarthria group: implementation and feasibility of a group intervention for people with dysarthria following stroke and family members. International Journal of Language and Communication Disorders 1-16.

Mainka, W. (2013). Gesprochene Äusserungen von Patient/-inn/-en mit neurologischer Läsion: Untersuchung temporaler Parameter. In: Anders, L.C. et al.: Aktuelle Forschungsthemen der Sprechwissenschaft 3. Frankfurt am Main: Peter Lang.

Manor, Y., Posen, J., Amir, O., Dori, N., Giladi, N. (2005). A Group Intervention Model for Speech and Communication Skills in patients with Parkinson's Disease. Communication Disorders Quarterly 26(2), 94-101.

Masoud, V., Steiner, J., Zeller, D. (2016). Leitplanken zur Durchführung von Gruppentherapien. In: Steiner, J. (2016). Aphasie im Kontext. Einführung in die Praxis des alltagsorientierten Empowerments. Bern: szh, HfH-Reihe, Bd. 38.

Mayer, J. Praat-Handbuch Version 2016/7. www.praatpfanne.lingphon.net

McGrath, J.C., Kischka, U. (2010). Interdisziplinäre Teamarbeit und Zielsetzung in der Rehabilitation. In: Frommelt, P., Lösslein, H.: Neurorehabilitation. Berlin, Heidelberg: Springer Verlag.

Murdoch, B.E. (2013). Dysarthria. In: Papathanasiou, I., Coppens, P., Potagas, C. (Hrsg.): Aphasia and related neurogenic Communication Disorders. Burlington: James & Bartlett.

Mukherjee, A., Chakravarty, A. (2010): Spasticity mechanisms - for the clinician. Frontiers in Neurology Vol 1, Art 149, 1-10.

Natke, U., Alpermann, A. (2000). Stottern. Bern: Hans Huber.

Nebel, A., Deuschl, G. (2008). Dysarthrie und Dysphagie bei Morbus Parkinson. Stuttgart: Thieme Verlag.

Nicola, F., Ziegler, W., Vogel, M. (2004). Die Bogenhausener Dysarthrieskalen (BoDyS): Ein Instrument für die klinische Dysarthriediagnostik. Forum Logopädie 2, 14-22.

Nolte, K. & Grötzbach, H. (2015). Dysarthrie aus der Patientenperspektive. Neurologie & Rehabilitation 21(2), 72-76.

Noth, J. (2003). Kann eine zentrale Fazialisparese spastisch werden? Deutsche Med Wochenschr. 128, 217-218.

Nowack, N., Zwartyes, D., Zierdt, A., Ziegler, W. (2009). Verständlichkeitsmessung mit MVP-Online: Einflussfaktoren und Validitätsaspekte, Sprache Stimme Gehör 33, 16-23.

Nusser-Müller-Busch, R. (2011). Die Therapie des Facio-Oralen Trakts. Berlin: Springer Verlag.

Pahn, J., Pahn, E. (2000). Die Nasalisierungs-Methode. Rostock: Mathias Oehmke Verlag.

Pahn, J., Pahn E., Radü, H.J. (2002). Kurze Einführung in die Therapie von Larynxparesen, Aphasie, Dysphasie und Dysphagie mit dem Gerätekonzept Vocastim, Physiomed Elektromedizin AG Schnaittach-Laipersdorf.

Poeck, K. (1996). Neurologie. Berlin: Springer Verlag.

Pöppel, E. (1987). Grenzen des Bewusstseins. Über Wirklichkeit und Welterfahrung. München: dtv.

Poremba, M.B., Krott, H.M., Jacobi, H.M. (1972). Elektrisch ausgelöster Eigenreflex in der mimischen Muskulatur des Menschen. Archiv für Psychiatrie und Nervenkrankheiten. Vol. 215, 167-180.

Pourmomeny, A.A., Zadmehre, H., Mirshamsi, M., Mahmodi, Z. (2014). Prevention of synkinesis by biofeedback therapy: a randomised clinical trial. Otol. Neurotol 35, 739-742.

Power, M., Fraser, C., Hobson, A., Rothwell, J.C., Mistry, S., Nicholson, D.A., Thomson, D.G., Hamdy, S. (2004). Changes in pharyngeal corticobullar excitability and swallowing behavior after oral stimulation. Am J Physiol. Gastrointest. Liver Physiol 286, G45-G50.

Ptok, M., Strack, D. (2005). Klassische Stimmtherapie versus Elektrostimulationstherapie bei einseitiger Rekurrensparese. HNO 53, 1092-1097.

Pulvermüller, F., Berthier, M.L. (2008). Aphasia Therapy on a neuroscience basis. Aphasiology 22(6), 563-599.

Robey, R.R. (1998). Meta-analysis of clinical outcomes in the treatment of aphasia. J. Speech Lang Hear Res 41, 172-187.

Rösch, B. & Kromer, S. (1996). Gruppentherapie mit Dysarthrikern. Logos Interdisziplinär 3, 113-177.

Rosenstengel, C., Matthes, M., Baldauf, J., Fleck S., Schroeder, H. (2012). Hemispasmus facialis. Deutsches Ärzteblatt 41.

Rösler, W., Schwarz, E., Tast, H. & Wellinger, I. (2012). Logopädische Therapie bei faziokapulo-humeraler Muskeldystrophie und myotoner Dystrophie Typ 1 (Curschmann, Steinert) im Erwachsenenalter. Neurologie & Rehabilitation 18(1), 42-54.

Runge, V. (2002). Therapie der Artikulation bei Dysarthrien. Tübingen: Stauffenburg Verlag.

Schleidt, M., Eibl-Eibesfeld, I. (1987). A universal constant in temporal segmentation of human-short-term behaviour. Naturwissenschaften 74, 289-290.

Schmich, J., Porsche, J., Vogel, M., Kuny, R., Mannsberger, U., Lorenzl, S., Levin, J., Ziegler, W. (2010). Alltags- und Kommunikationsbezogene Dysarthriediagnostik: Ein Fragebogen zur Selbsteinschätzung, Sprache Stimme Gehör 34, 73-79.

Schröer, I. (2009). Dysarthrietherapie bei Morbus Parkinson. In: Anders, L.C., Bose, I. (Hrsg.): Aktuelle Forschungsthemen der Sprechwissenschaft 1 (Hallesche Schriften zur Sprechwissenschaft und Phonetik 30). Frankfurt am Main u. a.: Peter Lang, 41-60.

Schölderle, T., Staiger, A., Hoffmann, B., Ziegler, W. (2015). Akustische Sprachsignalanalysen in der klinischen Dysarthriediagnostik: Möglichkeiten und Grenzen. Sprache Stimme Gehör 39, 176-181.

Schölderle, T., Staiger, A., Strecker, K., Lampe, R., Ziegler, W. (2016). Dysarthria in adults with cerebral palsy: Clinical presentation and impacts on communication. Journal of Speech, Language and Hearing Research 59, 216-229.

Schölderle, T., Staiger, A. (2018). Grundlagen zu Dysarthrien. In: Grohnfeldt, M. (Hrsg.): Kompendium der akademischen Sprachtherapie und Logopädie. Band 4: Aphasie, Dysarthrien, Sprechapraxie, Dysphagien-Dysphonie.

Searl, J., Wilson, K., Haring, K., Dietsch, A., Lyons, K. & Pahwa, R. (2011). Feasibility of group voice therapy for individuals with Parkinson's disease. Journal of Communication Disorders 44, 719-732.

Seidl, R.O., Nahrstaedt, H., Schauer, T. (2009). Elektrische Stimulation in der Dysphagietherapie – eine Übersicht. Laryngo-Rhino-Otol 88, 768-774.

Skodda, S. (2015). Die Dysarthrie des Morbus Parkinson. Sprache Stimme Gehör 39, 182-186.

Späth, M., Aichert, I., Ceballos-Baumann, A.O., Wagner-Sonntag, E., Miller, N., Ziegler, W. (2016). Entraining with another person' s speech rythm: Evidence from healthy speakers and individuals with Parkinson's disease. Clinical Linguistics & phonetics, Vol 30/1, 68-85.

Steinbüchel-Rheinwall, N.V. (1987). Therapie der zeitlichen Verarbeitung akustischer Reize bei aphasischen Patienten. München: Dissertation medizinische Fakultät.

Steiner, J. (1992). Die phonologische Dimension gestörter Sprache. Theoretische Reflexion, Diagnose und Therapie bei Aphasie. Patholinguistica 15. München: Fink.

Steiner, J. (1997). Zum Sprachbegriff in einer Theorie der Sprachtherapie - das „Energiemodell für den Sprachabruf, EMS". Die Sprachheilarbeit 42(3), 96-107.

Steiner, J. (2016). Aphasie im Kontext. Einführung in die Praxis des alltagsorientierten Empowerments. Bern: szh.

Steiner, J. (2018). Ressourcenorientierte Logopädie. Einführung in Theorie und Praxis. Bern: Hogrefe.

Tan, C., Liu, Y., Li, W., Liu, J., Chen, L. (2013). Transcutanous neuromuscular electrical stimulation can improve swallowing function in patients with dysphagia caused by non-stroke diseases: a meta analysis. J Oral Rehabil 40, 472-480.

Taub, E., Morris, D.M. (2001). Constrained-induced movement therapy to enhace recovery after Stroke. Current Aterosclerosis Reports 3(4), 279-286.

Thaut, M.H., McIntosh, K.W., McIntosh, G.C., Hoemberg, V. (2001). Auditory rythmicity enhances movement and speech motor control in patients with Parkinsons disease. Functional Neurology 16(2), 163-172.

Tjaden, K.K. & Liss, J.M. (1995). The role of listener familiarity in the perception of dysarthric speech. Clinical Linguistics & Phonetics 2, 139-154.

Urban, P.P., Bohl, J., Abrao, L., Stofft, E. (2004). Absence of Muscle Spindles in Human Facial Muscles, Klinische Neurophysiologie 35, 297.

Vickers, C., Even, J. & Joo, E. (2015). Speaking loud and clear: a communication recovery group for adults with dysarthria. Seminarhandout auf der Jahrestagung der California Speech-Language-Hearing Association.

Vogel, M. (1993). Flaccid Dysarthria. In: Blanken, G., Dittmann, J., Grimm, H., Marshall, J.C., Wallesch, C.W. (Hrsg.): Linguistic Disorders and Pathologies, An International Handbook. Berlin: Walter De Gruyter Verlag.

Vogel, M., Ziegler, W., Morasch, H. (1988). Sprechen. In: von Cramon, D., Ziehl, J.: Neuropsychologische Rehabilitation. Grundlagen, Diagnostik, Behandlungsverfahren (319-359). Berlin: Springer Verlag.

World Health Organization (WHO) (2005). Internationale Klassifikation der Funktionsfähigkeit, Behinderung und Gesundheit. Genf: World Health Organization.

Yorkston, K., Hammen, V., Beukelman, D.R., Traynor, C.D. (1990). The effect of rate control on the intelligibility and naturalness of dysarthric speech. Journal of Speech and Hearing Disorders 55, 550-560.

Ziegler, W., Hartmann, E. (1993). Syllabic timing in dysarthria. Journal of Speech & Hearing Research 36(4), 683-694.

Ziegler, W., Hartmann, E., Wiesner, I. (1992). Dysarthriediagnostik mit dem „Münchner Verständlichkeits-Profil" (MVP) – Konstruktion des Verfahrens und Anwendungen. Nervenarzt 63, 602-608.

Ziegler, W., Schölderle, T., Staiger, A., Vogel, M. (2015). Die Bogenhausener Dysarthrieskalen (BoDyS): Ein standardisierter Test für Dysarthriediagnostik bei Erwachsenen. Sprache Stimme Gehör 39, 171-175.

Ziegler, W., Zierdt, A. (2008). Telediagnostic assessment of intelligibility in dysarthria: A pilot investigation of MVP-online. Journal of Communication Disorders 41, 553-577.

Ziegler, W., Vogel, M. (2010). Dysarthrie. Verstehen – untersuchen – behandeln. Stuttgart: Thieme Verlag.

Ziegler, W., Schölderle, T., Staiger, A., Vogel, M. (2015). Die Bogenhausener Dysarthrieskalen (BoDyS): Ein standardisierter Test für die Dysarthriediagnostik bei Erwachsenen. Sprache Stimme Gehör 39, 171-175.

Kostenloser Download auf der Artikeldetailseite unter www.schulz-kirchner.de/shop

DSD, Informelle Dys-SAAR-thriediagnostik A-I

Datum: ____________________

A. Personendaten

Name: ____________________ Vorname: ____________________ geb.: ____________________

Medizinische Diagnose: ____

Erkrankungsbeginn: ____

B. Beurteilung der artikulationsrelevanten Motorik

Zunge:

- Zunge herausstrecken: ....

Lippen:

- Spitzen: ....
- „Zähne zeigen“: ....

Kiefer:

- Kieferschluss: ....
- Kieferöffnung: ....

C. Beurteilung der Atmung

Ausatemdauer auf [ʃ]: ....

Atmung beim Sprechen: ....

D. Beurteilung der Stimme

Tonhaltedauer auf [a]: ....

Stimme beim Sprechen: ....

 1

E (I). Klassifizierung der Bewegungsstörung mit den drei prototypischen Test-CCV-Verbindungen

[ʃla]:

- CCV-Verbindung unbeeinträchtigt
- Ataktische Reaktion bei ____ bpm

– [ʃ]:

- [ʃ] unbeeinträchtigt
- Lippenausformung unvollständig bei _____ bpm
- Myasthene Reaktion bei _____ bpm nach _____ Wiederholungen (schlaffe Reaktion)
- Kieferschluss unvollständig bei _____ bpm
- Myasthene Reaktion bei _____ bpm nach _____ Wiederholungen (schlaffe Reaktion)
- Sagittale Rinnenbildung unvollständig bei _____ bpm
- Myasthene Reaktion bei _____ bpm nach _____ Wiederholungen (schlaffe Reaktion)
- Sonstiges ....

– [l]:

- Zungenhebung unbeeinträchtigt
- Zungenhebung unvollständig bei _____ bpm (spastische Reaktion)
- Dauerhafte Lateralisierung
- Lateralisierung bei _____ bpm
- Myasthene Reaktion (Zungenhebung) bei _____ bpm nach _____ Wiederholungen (schlaffe Reaktion)
- Myasthene Reaktion (Lateralisierung) bei _____ bpm nach _____ Wiederholungen (schlaffe Reaktion)
- Sonstiges ....

[bla]:

CCV-Verbindung unbeeinträchtigt

Ataktische Reaktion bei ______ bpm

– **[b]:**

Lippenschluss unbeeinträchtigt

Lippenschluss unmöglich

Lippenschluss unvollständig bei _____ bpm

Myasthene Reaktion bei _____ bpm nach _____ Wiederholungen (schlaffe Reaktion)

Sonstiges

– **[l]:**

Zungenhebung unbeeinträchtigt

Zungenhebung unmöglich

Zungenhebung unvollständig bei _____ bpm (spastische Reaktion)

Dauerhafte Lateralisierung

Lateralisierung bei _____ bpm

Myasthene Reaktion (Zungenhebung) bei _____ bpm nach _____ Wiederholungen (schlaffe Reaktion)

Myasthene Reaktion (Lateralisierung) bei _____ bpm nach _____ Wiederholungen (schlaffe Reaktion)

Sonstiges

[kla]:

CCV-Verbindung unbeeinträchtigt

Ataktische Reaktion bei_____ bpm

– **[k]:**

Zungenrückenhebung unbeeinträchtigt

Zungenrückenhebung unvollständig bei _____ bpm

Myasthene Reaktion bei _____ bpm nach _____ Wiederholungen (schlaffe Reaktion)

Sonstiges

— **[l]:**

- Zungenhebung unbeeinträchtigt
- Zungenhebung unvollständig bei _____ bpm (spastische Reaktion)
- Dauerhafte Lateralisierung
- Lateralisierung bei _____ bpm
- Myasthene Reaktion (Zungenhebung) bei _____ bpm nach _____ Wiederholungen (schlaffe Reaktion)
- Myasthene Reaktion (Lateralisierung) bei _____ bpm nach _____ Wiederholungen (schlaffe Reaktion)
- Sonstiges

[amp]:

- Velumfunktion unbeeinträchtigt
- Velumfunktion vollständig aufgehoben
- Velumfunktion unvollständig bei _____ bpm
- Myasthene Reaktion der Velumfunktion bei _____ bpm nach _____ Wiederholungen (schlaffe Reaktion)
- Sonstiges

E (II). Alternative Testverbindungen

Bei Nichtdurchführbarkeit bzw. fehlender Aussagekraft:

Sonstige getestete Verbindungen:	Art der Störung:

F. Verständlichkeitsbewertung I, Äußerungen am Telefon

Telefondiagnostik

- 0 Punkte: Misserfolg oder Abbruch der Kommunikation
- 1 Punkt: Erfolg mit mehrmaligem Nachfragen des Gesprächspartners oder durch mehrmaliges Buchstabieren
- 2 Punkte: Erfolg mit einmaligem Nachfragen des Gesprächspartners oder durch einmaliges Buchstabieren
- 3 Punkte: Erfolg ohne Nachfragen des Gesprächspartners und ohne Buchstabieren

Therapiekontrolle: Der Untersucher verwendet die gleichen Namen (gleiche Stadt). Die Scores können verglichen werden.

Item	zu realisierender Name (Stadt)	realisiert als	Bewertung			
			-- (0 Punkte)	- (1 Punkt)	+ (2 Punkte)	++ (3 Punkte)
0	Aufgabe im Rollenspiel üben					
1						
2						
3						
4						
5						
6						
7						
8						
9						
10						

G. Verständlichkeitsbewertung II: Einschätzung des Gesprächspartners

Wie gut funktioniert die Kommunikation mit dem Hauptgesprächspartner?

....

....

....

....

....

....

....

....

....

....

....

H. Festlegung der Art der Elektrostimulation

Zutreffendes bitte ankreuzen:

1. Stromform

- ☐ keine Muskelatrophie, keine schlaffe Dysarthrie → faradischer Strom
- ☐ Muskelatrophie und/oder schlaffe Dysarthrie → Rechteckstrom
- ☐ keine sichere Diagnose → Rechteckstrom

2. Anlage

- ☐ Mundboden
- ☐ N. facialis/Kieferschluss

I. Ziele und Therapieplan

Zusammenfassung

....

....

....

....

....

....

....

....

....

....

....

....

....

....

....

....

Therapieprotokoll

	Nr.	1	2	3	4	5	6	7	8	9	10
	Datum										
Cluster											

	Nr.	11	12	13	14	15	16	17	18	19	20
	Datum										
Cluster											

Ausgangswerte:

....

....

....

....

Bemerkungen:

....

....

....

....

14 Tools

www.dysaarthrie.com

- Videos zur DST, sowie aktuelle Infos und Fortbildungsangebote

www.vocastim.de

- Infos zur Elektrotherapie, Fortbildungsangebote, sowie Vertrieb von Elektrotherapiegeräten

www.praat.org

- Kostenloser Download des Stimm- und Sprechanalyseprogrammes „Praat"

www.praatpfanne.lingophon.net

- Kostenloser Download des aktuellen Handbuches zu „Praat"

App Store/Play Store:

- Pro Metronome: geeignetes Metronom: Es ist während des Betriebes in ein-bpm-Schritten verstellbar.
- Decibel X: Objektive Lautstärkemessung

15 Die Autorinnen und Autoren

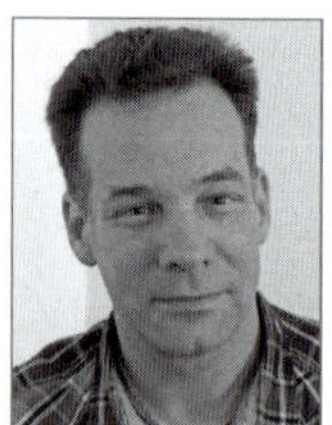

Carsten Kroker absolvierte zunächst eine Ausbildung zum Fernsehtechniker. 1996–1999 folgte die Ausbildung zum Logopäden in Kaiserslautern. Zurzeit leitet er die Sprachtherapie am Klinikum Saarbrücken und ist zusätzlich in freier Praxis und der Geriatrie des Kreiskrankenhauses Halberg tätig. Darüber hinaus ist er Lehrbeauftragter an der Interkantonalen Hochschule für Heilpädagogik (HfH) in Zürich und hielt als Referent zahlreiche Vorträge. Er veröffentlichte zwei Monografien im Bereich Aphasie, darunter den Aphasie-Schnell-Test (AST), sowie zahlreiche Artikel zu den Themen Aphasie, Dysarthrie, Dysphagie und Elektrotherapie. Seit 2013 ist er zertifizierter LSVT-Therapeut.

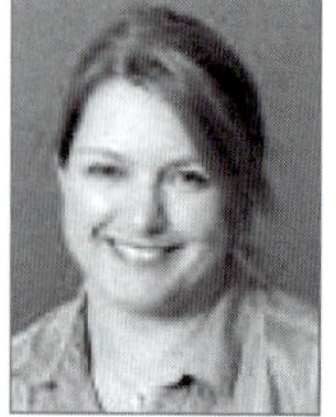

Vibeke Masoud schloss 1993 ihren Magister Artium in Allgemeiner Sprachwissenschaft an der Universität Hamburg und 2007 den Magister Artium in Klinischer Linguistik an der Universität Bielefeld ab. Seit 1993 leitet sie die Abteilung Sprachtherapie des Therapiezentrums Waldklinik Jesteburg (www.waldklinik-jesteburg.de). Sie engagiert sich in der Entwicklung von Therapiematerial für kommunikativ orientierte Settings und hat zu Gruppentherapie bei Hirnfunktionsstörungen veröffentlicht. Sie ist eine gefragte Referentin für Fortbildungen.

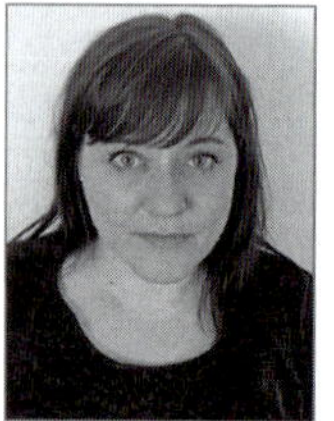

Adrienne Schock schloss ihre Ausbildung zur Logopädin an der Universitätsklinik des Saarlandes 2010 ab. Seitdem ist sie am Klinikum Saarbrücken vorwiegend auf der Stroke Unit und Akutneurologie sowie in freier Praxis tätig. Ihr Arbeitsschwerpunkt liegt im ambulanten Bereich bei Patienten mit neurologischen Erkrankungen und Elektrotherapie. Seit 2016 assistiert sie bei VocaSTIM®-Fortbildungen.

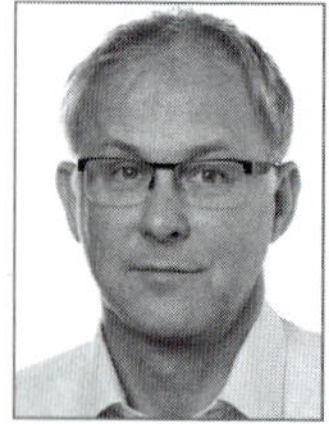

Prof. Dr. Jürgen Steiner schloss seine Promotion über Aphasie 1989 an der Universität zu Köln ab. Die Habilitation folgte 2001 im Thema Sprach- und Kommunikationsstörungen im Alter an der Universität Dortmund. Seit 2005 lehrt er an der Interkantonalen Hochschule für Heilpädagogik in Zürich (HfH) im Studiengang Logopädie. Weiterqualifikationen erfolgten zum Gesprächstherapeuten, EPL-Kommunikationstrainer und EFQM-Assessor. Praktisch tätig ist Jürgen Steiner als Supervisor und in der Beratungsstelle Sprache und Demenz der HfH. Es sind zahlreiche Veröffentlichungen von ihm zu Aspekten der Kinder- und Erwachsenensprache erschienen, der Schwerpunkt liegt bei den Themen Aphasie, Demenz, Dysarthrie. Website zu Logopädie und Demenz: https://www.hfh.ch/de/unser-service/expertenwissen-online/sprache-und-demenz/